不安やストレスから子どもを助ける スキル&アクティビティ

キム・ティップ・フランク著　上田勢子訳

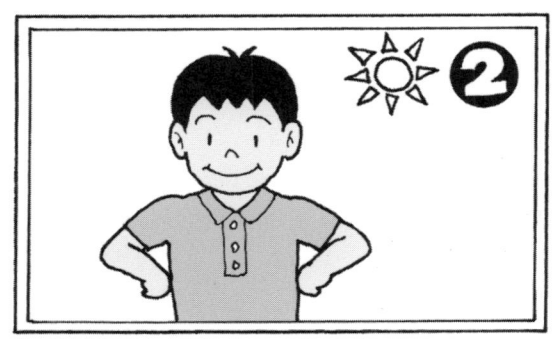

黎明書房

Japanese Edition Copyright © 2013 by Reimei Shobo Co., Ltd.
Original Edition: *The Handbook for Helping Kids With Anxiety & Stress*
by Kim "Tip" Frank © Youghlight, Inc.
The Japanese language edition was arranged through Seiko Uyeda.

REIMEI SHOBO

はじめに

　私は，子どもにストレスの対処法を身につけて欲しいと思って，この本を書きました。

　現代社会では，大人も子どもも今までにないほどのストレスを感じています。ストレスや不安はだれにでもあるものですが，日常生活の妨げになるようなら，それは決してふつうのことではありません。

　ストレスや不安が長引いて，日常の機能に支障をきたすようなら，それは不安障害だと言えます。

　1900万人ものアメリカ人に，6つのタイプの不安障害が見られます。しかし，2002年1月のUCLA（カリフォルニア大学ロサンゼルス校）のリサーチによれば，なんらかの治療を受けているのは，その25％にも満たないと言います。（出典：Gorman, 2002）

　不安を抱える少しでも多くの人に本書が役立つことを願っています。

　不安について理解し，実用的な対処法を見つけることができれば，子どもたちは自分の人生をしっかりとコントロールしていくことができるでしょう。

キム・ティップ・フランク
（教育スペシャリスト・有資格プロフェッショナル・カウンセラー）

この本の使い方

　本書は3つの章に分かれています。第1章は，不安やストレスで苦しむ子どもたちを助けたり励ましたりする保護者や，先生や，カウンセラーのために書かれたものです。子どもを癒す環境を作るための具体的な提案や，子どもたちに教えられる実践的な対処法が記されています。

　第2章は子どもに読んでもらえるように書きました。保育園児から高校生までが使えるアクティビティが紹介されています。各アクティビティには対象学年が記されていますので参考にしてください。

　アクティビティの中には，なじみにくいものもあるかもしれませんが，どれも多くの子どもや10代に効果があることが証明されているものです。定期的に練習して身につければ，不安やストレスを自動的に取り払うことができるようになるでしょう。

　さらに第3章には，よく見られる15の不安，たとえば，親と離れるのがこわい，学校に行くのがこわい，暗闇や犯罪がこわいといったものへの対処の提案も書かれています。

　また不安とストレスとはいったい何なのか，それが私たちにどんな影響を与えるのかということも明確に説明されています。不安とストレスをきちんと理解し，実践的な対処方法を身につけることで，子どもたちの毎日が改善されることを心より願っています。

もくじ

はじめに　1
この本の使い方　2

第1章　先生やカウンセラー，保護者に役立つ考え方や提案

あなたの子どもには，不安やストレスの問題がありますか？　8
不安やストレスって，一体なんでしょう？　10
子どもの不安障害には，このようなものがあります　11
でもだいじょうぶ―いろいろな対処法があります　13
　　行動療法　13
　　認知療法　13
　　家族セラピー　14
　　個人別セラピー　15
　　プレイセラピー（遊びを通したセラピー）　15
　　カウンセリングを組み合わせる方法　15
　　生活の改善　16
　　運動　16
　　リラクゼーション　17
　　日記　17
　　無理のない計画　18
脳の中では，こんなことが起こっています　19
子どもだって大変なのです　21
なぜ子どもは，心配したり不安になったりするのでしょう　22
大人は，なにをすればよいのでしょう　23
子どもや10代の不安の裏に隠れているもの　24
長引くストレスや不安が体に与える影響　25
ストレスや不安が続くと，こんな症状も出てきます　26
子どもによくある10の恐怖感と対処法　27

第2章　不安やストレスのある子のためのアクティビティ

不安とストレスって，いったいなあに？ 32
（保育園から小学5年生のためのページ）

不安とストレスについて 34
（小学6年生から高校生のためのページ）

アクティビティ1　キョーフ国のこわ〜い怪物のお話　36
（保育園〜小学4年生）

アクティビティ2　頭のチャンネルを良いほうへ切りかえよう　48
（保育園〜小学4年生）

アクティビティ3　こんなリラックスの方法を試してみよう　50
（保育園〜小学4年生）

アクティビティ4　一歩ずつやってみよう　52
（保育園〜小学4年生）

アクティビティ5　夢のリハーサルをしよう　54
（保育園〜高校生）

アクティビティ6　「キモチ」の3ステップで気持ちを大切にしよう　56
（小学2年生〜小学6年生）

アクティビティ7　不安な気持ちを乗りこえよう　58
（小学2年生〜中学2年生）

アクティビティ8　不安を追い出す道具を集めよう　60
（小学2年生〜高校生）

アクティビティ9　不安に立ち向かおう　61
（小学5年生〜高校生）

アクティビティ10　ネガティブな考えを変えよう　62
（小学4年生〜高校生）

もくじ

アクティビティ 11　自分の気持ちを表にしてみよう　64
(小学4年生〜高校生)

アクティビティ 12　明るい考え方をしよう　66
(小学4年生〜高校生)

アクティビティ 13　気づいて，調べて，変えてみよう　67
(小学4年生〜高校生)

アクティビティ 14　まほうのスイッチで気分を変えよう　70
(小学4年生〜高校生)

アクティビティ 15　心配ごとを仕分けしよう　74
(小学4年生〜高校生)

アクティビティ 16　体の反応に目を向けよう　77
(小学5年生〜高校生)

アクティビティ 17　別の見方をしたり，考え直したりしてみよう　78
(小学5年生〜高校生)

アクティビティ 18　ウソの警報にだまされないようにしよう　79
(小学4年生〜高校生)

アクティビティ 19　考えてから行動しよう　80
(小学5年生〜高校生)

第3章　よくある恐れに立ち向かう方法

- 1　自分の部屋で1人で寝られないきみへ　82
- 2　暗いところがこわいきみへ　82
- 3　お化けがこわいきみへ　83
- 4　やることが多すぎて心配なきみへ　84
- 5　1人になったり，親から離れるのが不安なきみへ　84
- 6　学校がこわいきみへ　85
- 7　テストが不安なきみへ　86
- 8　学校でいじめられるのがこわいきみへ　88
- 9　ばい菌や病気がこわいきみへ　88
- 10　災害や犯罪がこわいきみへ　89
- 11　友だちを作るのが不安なきみへ　90
- 12　動物がこわいきみへ　91
- 13　せまいところがこわいきみへ（閉所恐怖症）　91
- 14　親がいなくなったり，帰ってこないのではないかと不安なきみへ　92
- 15　失敗するのが心配なきみへ　92

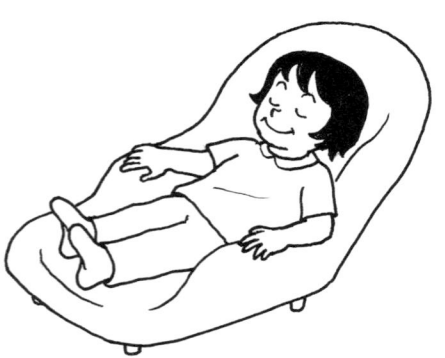

おわりに　94

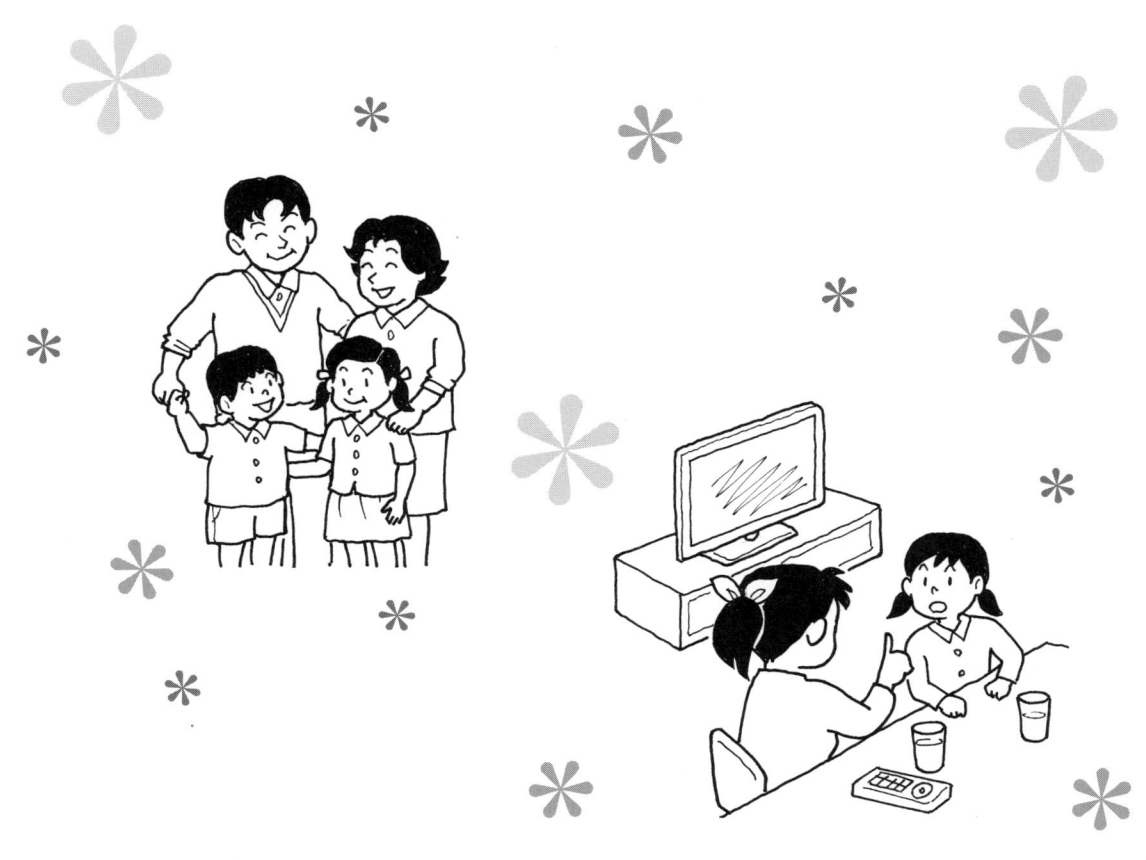

第1章
先生やカウンセラー,保護者に役立つ考え方や提案

あなたの子どもには，
不安やストレスの問題がありますか？

　不安障害は子どもに最もよく見られる精神障害で，NIMH（米国国立精神衛生研究所）の2001年の調査によれば，アメリカの青少年の13％が，過去6ヵ月以内に不安障害に陥ったことがあると言います。不安障害は，子どもと10代に最も多く見られる障害ですが，見逃されやすく治療されないことも多いのです。

　大人ではさらに多く，25％もの人が一生のうち一度は不安障害に陥ると言われています。（出典：Goldman, 2001）もしあなたが長引くストレスや不安に悩まされていたとしても，あなたは1人ではありません。それに，本書にもあるように，解決への道もあるのです。

　下記は不安障害によく見られる特徴です。あなたの子どもにあてはまるものがないか，チェックしてみましょう。

□激しい動悸，ひどい発汗，震え，息が詰まった感じ，胸の痛み，吐き気，めまい，などの症状を伴った強い恐怖感や不快感がある。

□死や失敗を極端に恐れたり，気が狂うのではないかと心配する。

□逃げられない場所や，逃げるのが恥ずかしいような状況に身を置くことを嫌がる。

□外に1人で行くのをこわがったり，人ごみや橋を嫌ったり，バス，電車，車などに乗りたがらない。

□飛行機，エレベーター，高所，災害，水，動物，注射，血，大きな音，仮装した人，のような特定のものや状況を非常にこわがり，そういうものに遭遇するのではないかと意味もなく恐れる。

□知らない子どもと会ったり，人にじろじろ見られたりするような，嫌いでたまらない状況がいくつかある。

□泣いたり，ダダをこねたり，立ちすくんだりして不安を表す。また，知らない人の集ま

りを嫌がる。

□顕著な不安や苦しみをもたらす考えや，衝動や，イメージが，繰り返し襲ってくる。

□手洗い，同じ順番に並べる，確認，などの行動をくり返す。また，祈ったり，数えたり，同じ言葉を頭の中で繰り返したりといった精神行動に多くの時間を費やし，日常生活に支障をきたす。

□自分や他人が，死にそうになったり，ひどい怪我や重病を体験したあとに，強い恐怖感や失望感や嫌悪感を持つようになる。

□大きな災害やできごとのあと，注意力がなくなり，イライラするようになる。

□ひどいできごとについて繰り返し思い出して苦しんだり，ひどいできごとを何度も遊びにしたり，再現したりする。

□眠れなくなったり，すぐ目が覚めたり，注意力散漫や過覚醒が見られる。

□不安や心配が長い期間続く。

□落ち着かない感じ（興奮状態やイライラ感），疲れやすさ，注意力散漫，イライラ，筋肉のこわばり，睡眠障害が見られたり，頭の中が真っ白になったりする。

□心配や不安や身体的症状によって日常生活に支障が出る。

　ここに挙げた項目は，米国精神医学会作成の『精神疾患の診断と統計の手引き』第4版（*Diagnostic and Statistical Manual of Mental Disorders* DSM IV, 1994, pp.393-444）から転用しました。
　大体の目安として，3～4つ以上あてはまるようなら，医師や専門家に相談するのがよいでしょう。問題があるかどうかをまず見極め，必要な手助けを得ることが常に良策です。

不安やストレスって，一体なんでしょう？

　不安は，『精神疾患の診断と統計の手引き』第4版でこのように定義されています。「将来の危険や不幸を，精神的な不快感や身体的な緊張感を伴って，心配して予想することで，不安感の焦点は内的なものであることも外的なものであることもある」(DSM IV, 1994, p. 764) すなわち，不安とは，これから起きるかもしれないことについての心配や恐れなのです。

　こうした心配や恐れには，筋肉のこわばり，発汗，激しい鼓動や，落ち着きがなくなるといった生理的な症状が伴います。不安が長引き，日常生活に支障が出る場合を，不安障害といいます。不安障害によく見られる例についても，この本で述べていきます。

　ストレスは，不安から生じるものです。怒りや罪の意識からも生じることがあります。ストレスは，心身の緊張なのです。

　ストレスは精神的なものであると同時に身体的なものでもあります。緊張に圧力が加わるとストレスになるのです。緊張や圧力が強くなりすぎた状態を，苦悩やネガティブ・ストレスと呼びます。たとえば，子どもがテストや飛行機に乗るのを大変不安がっていると，精神と体にとって大きな重荷になります。

　ストレスが子どもに与える影響については p. 25, p. 26 に記しました。

第1章　先生やカウンセラー，保護者に役立つ考え方や提案

子どもの不安障害には，このようなものがあります

　ここでは，子どもによく見られる不安障害の概略を記しました。より詳しく知りたい方は，不安障害についての本やウェブサイトを見ることをお勧めします。

　次の6つの不安障害は，子どもにも大人にもよく見られるものです。不安障害は，このように様々な形で現れます。どの不安障害かによって，治療方法が決められます。まず，どのタイプなのかを見分けて，それに適した治療をすることが大切です。

　これは，不安障害の全てのリストではありません。あくまでも一般的なものだけを挙げました。米国精神医学会発行の『精神疾患の診断と統計の手引き』第4版には広範囲にわたる不安障害について記載されています。

パニック障害

　激しい恐怖感や死ぬのではないかという強い恐れが，数分から数時間続きます。パニックアタックが起こると，胸の痛み，激しい鼓動，呼吸困難，自制心を失うのではないかという恐れや死ぬのではないかという恐怖感を持ちます。

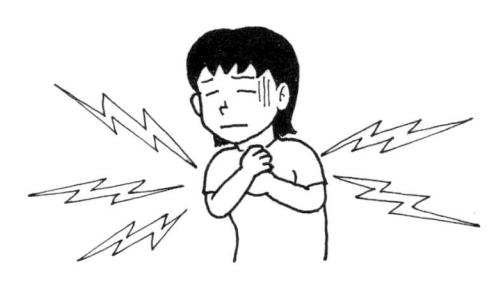

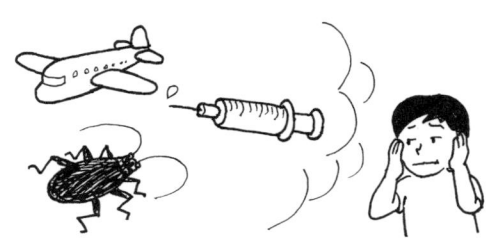

フォビア（恐怖症）

　特定のものや状況に対して強い恐怖心を持つことです。動物，虫，嵐，血，注射，橋，エレベーター，高所，飛行機に乗ることなどがその例です。

分離不安障害

　家族や親密な人と離れることを極端に心配しストレスを持ちます。大切な人が病気になったり事故に合ったりするのではないか，また自分が迷子になって二度と家族に会えなくなるのではないかという恐怖感を持ちます。学校へ行くのを嫌がったり，1人で寝るのを嫌がることなどが特徴です。

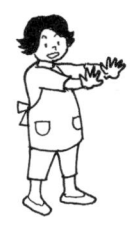
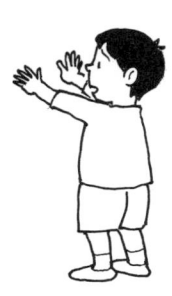

OCD（強迫性障害）

ばい菌のような特定のものについて考えるのをやめられなくなったり（強迫観念），自分が悪いことをしてしまったらどうしようとか，ものを同じ順序に並べなくてはならない，というような考えにはまりこみ，始終そのことを考えるようになります。

手洗いのように同じことを繰り返したり，順番にこだわったり，何度も確認したり，数を数えたり，同じ言葉を頭の中で繰り返し唱えたりといった衝動を持ちます。こうした衝動はストレスや不安を減らそうとして行うものです。

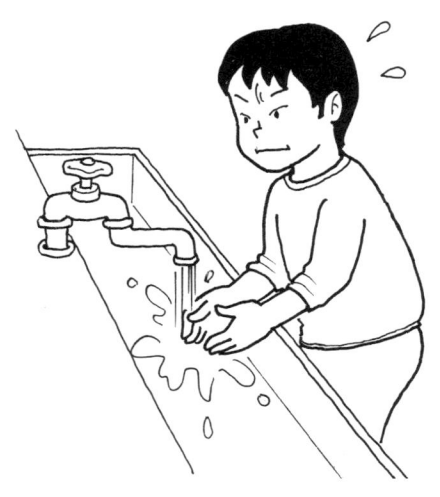

PTSD（心的外傷後ストレス障害）

恐ろしいできごとを長い期間にわたって何度も思い出します。PTSDになると，同じ夢を繰り返し見たり，フラッシュバックが起きたりします。

夢やフラッシュバックが起こっている間は，あたかもそれが現実のように思え，ビクビクしたり，眠れなくなったり，日常の活動ができなくなったりします。PTSDは，こわいことや嫌なことが起きてから何ヵ月も経って現れることもあります。

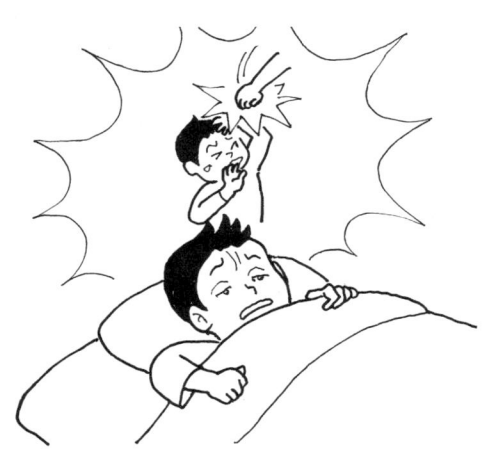

GAD（全般性不安障害）

何ヵ月間もの間，毎日，心配や不安がつきまといます。心配しないようにしようと思っても，そうすることができません。

落ち着きがなくなり，いらついたり，疲れやすくなったり，注意力がなくなったり，感情の起伏が激しくなったり，筋肉がこわばったり，眠れなくなったりします。

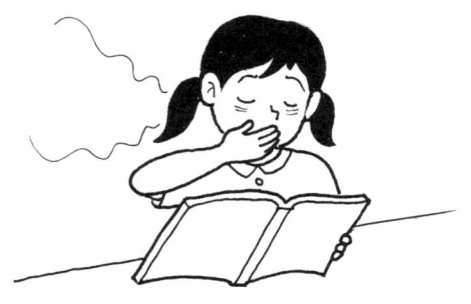

第1章　先生やカウンセラー，保護者に役立つ考え方や提案

でもだいじょうぶ —いろいろな対処法があります

　不安障害は精神障害の中でも最もよく見られるものです。でも，不安障害には治療が大変効果的なので，ご安心ください。ストレスや不安を軽減する方法はたくさんあります。

　その中から，慢性や激しい不安障害のある人それぞれに合う方法を選んで使っていくことが大切です。多くの人に効果が認められている方法をいくつか紹介しましょう。

行動療法

　このアプローチの鍵は，こわいと思うものに立ち向かうことです。子どもを励ましながら，少しずつこわいと思うものや，できごとや，状況に対面させていきます。

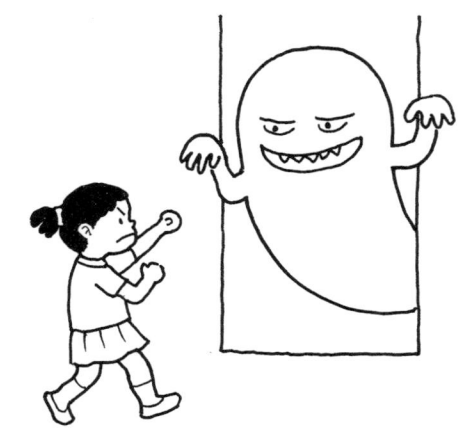

　こわいものにさらされていくうちに，それに慣れていきます。少しずつ進めることが肝心です。行動療法は，特定の恐怖感に対面する最も効果的な療法だと考えられています。

　行動療法は，再学習のプロセスでもあります。適応性のある役立つ行動を強化し，不適応で役立たない行動を除去していきます。ネガティブな行動を捨て去り，その代わりに新しいポジティブな行動を学びます。

　行動療法のひとつに系統的脱感作法と呼ばれるアプローチがあります。これは，恐怖に徐々に対面させ，その恐怖を乗り越えさせる方法です。

認知療法

　この療法を使ったカウンセリングでは，子どもにポジティブで建設的な考え方を教えていきます。

　まず，自分のネガティブな思考パターンを認識させて，それを変えていきます。たとえば，「きっとうまくいかないよ」と言う代わりに，「むずかしいけど，やってみよう」と言います。

　ある状況やできごと自体より，それについてどう考えるかに大きな意味があるのです。

このアプローチの鍵となるのは，特定のできごとや状況について，子どもがどのように考えているかを知ることです。

自滅的な言い方を，問題に対処するような前向きな言い方に置き換えて，不安を軽減していきます。

右のABCの例は，認知療法を簡単にまとめたものです。

	A 刺激となるできごと：かみなり	
	B 信念	C 結果
理性的でない考え方	「かみなりにころされる」	極度の恐怖感とパニック
理性的な考え方	「家の中の安全なところに行けばだいじょうぶ」	心配だが落ち着いている

家族セラピー

家族がセラピーに加わることは大変重要です。家族は子どもを支えるシステムの，まさに最前線にいると言えます。家庭内でものごとがスムーズに進むようみんなが協力すれば，家庭は安心できる憩いの場となり，子どもを励ます前向きな場所になるのです。

不安障害について家族も理解すれば，子どもがセラピーで設定したゴールへ向かって前進し

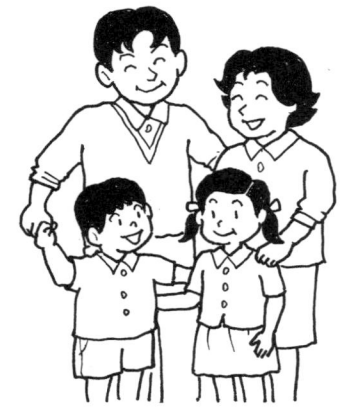

ていくのを，みんなで励ますことができるでしょう。

家族セラピーは家族全員が協力して，家族間のコミュニケーションを向上させ問題解決をしていくことが基本となっています。不安が家族によって引き起こされている場合もありますが，家族は子どもが不安障害を乗り越える環境を作ることもできるのです。

家族がオープンに話し合い，子どもの極度な不安といった問題を解決する手助けとなっていくことが望ましいのです。

個人別セラピー

　古くから行われているカタルシス（浄化：患者に自分の苦悩を語らせ，その原因になった抑圧感情を取り除かせようとする精神療法）はだれにでも効果的な方法です。自分の悩みについて話すだけでも，大いに役立つことがあります。

　このアプローチでは，カウンセラーやセラピストは，主に相手の話を聞きます。それから，気持ちについて考えたり，話をまとめたり，明確化したり，開かれた質問（はい，いいえで答える質問ではなく，応答内容を相手にゆだねる質問）をしたりして，相手の反応を促進させることもあります。この方法によって，問題がはっきりし，効果的な対処法を見つけることができるのです。

　子どもが強い不安について話すことができれば，状況を改善することができます。自分の気持ちや問題について正直に話すことが，進歩の第一歩なのです。カウンセラーやセラピストがそれに共感を持って応えることも大変役立ちます。

プレイセラピー（遊びを通したセラピー）

　子どもに最も適した問題解決の方法のひとつが，遊びを通したセラピーです。子どもは，絵，人形，劇，粘土，砂の入った箱，そのほかの様々なおもちゃを通して自分の気持ちを表現します。

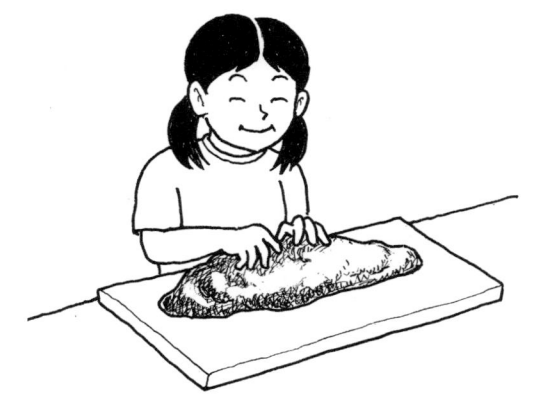

　プレイセラピーの第一人者ゲリー・ランドレスは，著書で「おもちゃは子どもの言葉で，遊びは子どもの言語だ」と述べています。(*Personal Communication*, July 1992)

　この方法は寡黙な子どもに特に役立つもので，訓練を受けたプレイセラピストの助けで，子どもは遊びを通じて様々な感情を表すことができるようになり，問題を解決していきます。プレイセラピーは，子どもの不安やそのほかの問題を癒すことのできる，「子どもにやさしい」環境を作ります。

カウンセリングを組み合わせる方法

　カウンセリングとセラピーは，子どもの必要性に合わせて行うのが最も効果的です。カウンセリングのアプローチにはそれぞれ長所があります。そうしたアプローチを全て組み

合わせるのがよい方法であることが多いのです。思いやりと共感を示しながら，子ども中心に考えるアプローチから始めましょう。

不安に立ち向かって乗り越えていくには，認知療法と行動療法を一緒に行うとよいでしょう。家族セラピーを通じて家族のサポートを得ることも成功にかかせません。こうした組み合わせを治療の基盤とします。それぞれのセラピーの方法についてより詳しく知りたい方は，専門書やウェブサイトを参考にしてください。

生活の改善

砂糖やカフェインの摂り過ぎはよくない習慣です。飲酒や喫煙やドラッグの使用も賢いことではありません。睡眠を充分にとり，きちんと食事をして，楽しむ時間も持てるように心がけましょう。よい本を読むことも大切です。

あなたの子どもには，なにか悪い習慣がありませんか？　子どもと一緒にリストを作って，悪い習慣を変えさせましょう。友だちとペアになって，一緒にがんばってみるとよいですね。身につけたいよい習慣もリストにしてみましょう。友だちや家族と一緒にやってみましょう。

〈やめたい習慣〉　　　　　　　　　　　　　〈つけたい習慣〉

1. _____　　　　1. _____

2. _____　　　　2. _____

3. _____　　　　3. _____

運動

体を動かしたり，元気に走ったり歩いたりすることも，不安を減らしてくれます。定期的に運動をすれば，体のためになるだけでなく，心も軽くなります。20分から30分続けて体を動かすと，ストレスが減って脳が落ち着きます。

子どもが楽しめるアクティビティを見つけるのが肝心です。運動が得意でない子どもにも，血液の循環がよくなるようなアクティビティをさせてみましょう。体と心は一緒に働くもので

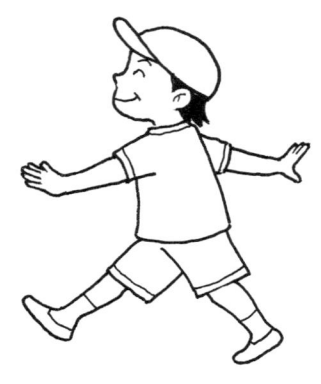

第1章　先生やカウンセラー，保護者に役立つ考え方や提案

す。

　定期的に運動をするように，子どもや10代にぜひ勧めてください。親が一緒に運動するのもいいですね。子どもが楽しめそうな運動をいくつか書き出してみましょう。
〈お気に入りの有酸素運動〉

1. _____

2. _____

リラクゼーション

　呼吸法や，筋肉を緊張させたりゆるめたりする体操などのリラクゼーションのテクニックを覚えて練習すると効果的です。専門家とイメージングの練習をしたり，テープや瞑想を使ったリラクゼーション，アロマセラピーもよいでしょう。

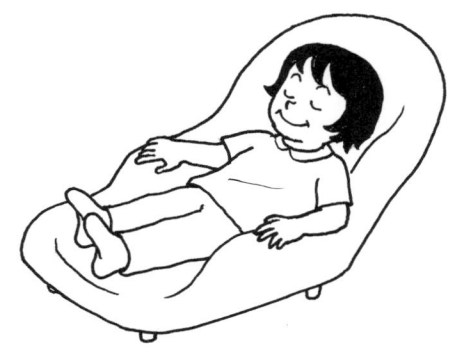

　次の章の「アクティビティ3」に，子どもにもできるリラクゼーションの方法が4つ紹介されています。「アクティビティ7」と「アクティビティ8」も，不安な気持ちを解消するのによい方法です。ほかにも，リラクゼーションの方法をウェブサイトで見つけてみましょう。

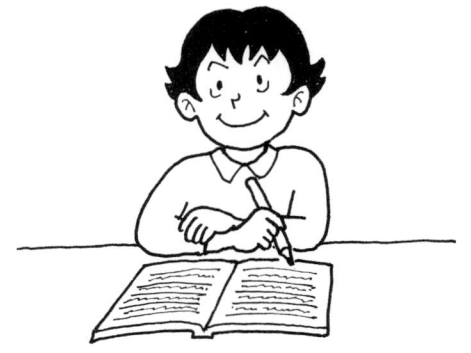

日記

　毎日のできごとを記録していくと，なにが不安を引き起こしているかがわかるようになります。特定の行動や人や状況が不安を引き起こしているかもしれないし，毎月同じ時期に不安になったり，なにか食べ物が原因のこともあるかもしれません。どんなときに特に不安になるか，そして，そのときになにが起こっていたか，パターンを見つけ出しましょう。

　「アクティビティ11」のような表を使って毎日自分の気持ちを記録していけば，不安の

パターンを見つけるのに役立ちます。朝，昼，夜の気持ちを記入していけば，パターンがはっきりと浮かび上がってくるでしょう。不安を起こすものが見えてきたら，生活や習慣を変えることで，不安を減らすことができるようになるでしょう。

無理のない計画

　計画は無理のないように立てましょう。時間に余裕ができれば，大切なものに集中したり，一番重要なことがちゃんとできるようになります。

　毎日の生活の中で，自分で境界線を決めて，できないことには「できない」と言えるようになることが，ストレスを減らす最良の方法かもしれません。やらなくてはならないことやアクティビティが増えすぎると，不安が大きくなります。

　子どもと一緒に，一週間の適度なスケジュールを立ててみましょう。エネルギーを使うものを少しずつ減らしていけば，そのエネルギーを不安の克服に向けることができます。

　毎日が楽しくなるようなアクティビティを見つければ，元気が出ます。毎日が待ち遠しくなるようなアクティビティを計画に組み入れましょう。だれにでも楽しみは必要です。

第1章　先生やカウンセラー，保護者に役立つ考え方や提案

脳の中では，こんなことが起こっています

　ストレスはストレス因子に対する内的な反応です。ストレス因子とは，その人に身体的または心理的な負担を与える外的なできごとや状況です。ストレスが起こると，実際に脳から体全体に連鎖反応が起こります。

　脳では，入ってきた情報を視床が処理し解釈して，扁桃体か大脳皮質へ送ります。不安を感じた脳には，2つの神経のルートがあります。
　1つは，扁桃体への緊急ルートです。ここは脳の恐怖を感じるセンターです。
　もう1つの回り道のルートは，大脳皮質への道で，ここではより深い処置が行われます。

　扁桃体は，体全体が即座に行動するように素早く器官を作動させます。これは，ちょうど警報器が鳴るようなものです。
　すると，手に汗をかいたり，血圧が上がったり，鼓動が早くなったり，アドレナリンが活性化されたりというような，いわゆる恐怖への反応が起こります。
　新しいことを学んだり記憶したりする海馬も，扁桃体によって活性化されます。海馬は記憶をつかさどり，私たちが感じた感情につながる新しい情報を蓄えます。

　こうしているうちに，大脳皮質への伝達も完了します。大脳皮質は危険を察知すると，どうしたらよいのかを論理的に考えます。
　前頭前野は危険が去ったと察知すると，緊急状態を終了するようにというメッセージを送ります。前頭前野は，大脳皮質に危険が去ったと伝えるのです。
　しかし問題は，多くの人にとって，恐怖に対する反応をスタートさせるより，止めることの方が難しいということなのです。

　2002年6月10日号のタイムマガジンに掲載された記事「不安の科学」では，「不安の反応は外的な脅威が原因とはかぎらない。脳に反応しないように信号を送る機能が壊れていることが原因のこともある」という調査を引用しています。(出典：Gorman, 2002, p. 53)

　不安障害の原因には，大脳皮質の過剰反応や，前頭前野の機能不全が考えられるということなのです。大脳皮質の過剰反応は，言ってみれば車のアクセルを踏み込んだまま動か

なくなってしまった状態で，前頭前野の機能不全は，ブレーキが壊れたような状態と言えるでしょう。（出典：Gorman）

　さらに科学者は，分界条床核という，大脳皮質の近くにある豆ほどの大きさの神経細胞の固まりにも注目しています。

　分界条床核は，大脳皮質が急激な恐怖の反応を起こすのとちがって，恐怖反応を長引かせ，いわゆる不快な不安感を永続させます。（出典：Park, 2002, p. 51）長い間不安を感じ続けるのは，分界条床核が正しく機能しないからかもしれません。

　脳の中でなにが起こっているか，また子どもへの投薬治療が脳に及ぼす影響などについて詳しく知りたい方は，専門書をご覧ください。

子どもだって大変なのです

「子どもに心配事などあるはずないよ！ 大人にならなきゃ本当のストレスなんてわからないさ！」と言う人も多いでしょう。しかし残念ながら，子どもにもストレスが起こることがリサーチによってわかっているのです。

1950年代から現在までの間，子どもにおけるストレスと不安が増え続けているという調査結果があります。今の子どもたちは，前世代の子どもよりもずっと多くの不安で苦しんでいるのです。現代を「不安の時代」と呼ぶことがあるほどです。

オハイオ州クリーブランドのケイス・ウェスタン・リザーブ大学の心理学者ジーンM.トゥエンジ博士は，「この30年で子どもと大学生の不安は著しく大きくなっている」と言っています。また博士は，子どもの住む環境が，不安などの感情に大きな影響を与えていると言います。（出典：Davis, 2000）

トゥエンジ博士は，4万人の大学生と9歳から17歳の1万2千人の児童を対象に，1952年から1993年にかけてリサーチを行いました。児童たちの育った環境は，都会，郊外，田舎と様々でしたが，この期間，子どもたちの間に不安の増大が確実に顕著に見られたと言います。（出典：Davis, 2000）

なぜ子どもは，心配したり不安になったりするのでしょう

　子どもたちは，次のような理由を挙げています。あなたの子どもにもあてはまるものがありますか？

環境の問題
- ☐ 犯罪
- ☐ 地域社会の暴力
- ☐ エイズ
- ☐ 地震などの災害
- ☐ 環境破壊

家族の問題
- ☐ 親の離婚や別居
- ☐ 引っ越し
- ☐ 片親の家庭
- ☐ 家族との離別
- ☐ 孤立と孤独
- ☐ 機能しない家族
- ☐ 身体的，あるいは言葉による虐待
- ☐ 絶えない口論
- ☐ 家族の慢性病
- ☐ 家族との死別

経済的な問題
- ☐ 親の失業
- ☐ 貧困

学校の問題
- ☐ 成績不振
- ☐ 学習障害
- ☐ 友だちとのもめごと
- ☐ 孤立

　ほかにも多くの事が子どもに影響を与えています。大人にとってもそうですが，自分の人生をコントロールすることのできない子どもにとっては，問題はさらに大きくなります。子どもや思春期の青年は特に傷つきやすいものです。

　不安が続くと，周囲も含めてみんなが身体的に，また精神的に大きな影響を受けます。不安は，喘息（ぜんそく），心臓病，胃腸病，うつ病などの健康上の問題にも関係があります。

第1章　先生やカウンセラー，保護者に役立つ考え方や提案

大人は，なにをすればよいのでしょう

　子どものニーズを満たし，最良の環境を整えるのは，私たち大人の責任です。大人が制限するべきものを制限し，はっきり境界線を設ければ，子どもは安心します。次の提案について考えてみましょう。

1　世界や地域社会が危険なところに思えるような暴力的なニュースは，あまり見せないように制限しましょう。

2　家庭でも近所でも，子どもとコミュニケーションをとって，よい関係を作りましょう。社会的なつながりはストレスを減らします。

3　子どもの心配や不安に耳を傾け，話し合いましょう。

4　現実的な期待感を持つよう心がけましょう。映画やテレビは非現実的な期待感を作り出します。外見，仕事，お金，人間関係などについて，とうてい得ることのできない理想を追い求めるのは不安を大きくするだけです。
　　子どもの遺伝子を変えることはできなくても，子どもが接するメディアや，子どもの人間関係をよいものにすることは，私たち大人にできることです。社会全体を変えることは難しいかもしれませんが，社会が家族に与える影響を変えることはできるのです。
（出典：Davis, 2000）

5　子どもの不安やストレスが軽減されないようなら，専門家に相談しましょう。カウンセラーや医師はよい助けになります。

子どもや10代の不安の裏に隠れているもの

　遺伝やほかの病気が，不安障害を起こしていることもよくあります。ここに挙げた遺伝的要素や健康状態で，子どもにあてはまるものがあれば，かかりつけの医師に相談してみましょう。

遺伝的要素
　家族に不安障害の人がいる人は，そうでない人に比べて，不安障害になる確率が高いのです。不安障害の罹患には様々な要素が関わっていますが，遺伝が重要視されることが，一卵性双生児の研究によって証明されています。

　また，パニック障害の患者の半数が，少なくとも1人以上の不安障害の親戚を持つという調査結果もあります。（出典：Goldman, 2002）

健康状態
　精神障害が見られる場合，まず考えなくてはならないのは，体に病気がないかどうかです。健康診断をして確かめましょう。たとえば，次のような病気は，不安を起こすことがあります。

- 心臓の病気
- 肺の病気
- 特定の腫瘍（しゅよう）
- 甲状腺機能亢進症（こうしんしょう）
- 感染症
- 神経の病気
- ストレプトコッカス連鎖球菌＊

＊NIMH 米国国立精神衛生研究所などの研究によれば，一部のOCD強迫性障害は，この連鎖球菌に感染したあとに発症することがあると言います。（*National Alliance for the Mentally Ill*, 2001）

第1章　先生やカウンセラー，保護者に役立つ考え方や提案

長引くストレスや不安が体に与える影響

ストレスや不安は，体のこんなところを攻撃します

　不安やストレスが体のどの部分に影響を与えるかは，人によってちがいますが，自分の「体の声に耳を傾ける」ことが大切です。運動選手が自分の運動能力の限界を知るために自分の体に注意するように，私たちも，体に何が起きているかに注目すれば，いろいろなことがわかるでしょう。

　下の図のような症状が長い間続くようなら，それは体が信号を発しているということです。長期のストレスがあると体を壊します。次のような長引く症状が，子どもに見られないか，注意して見てみましょう。

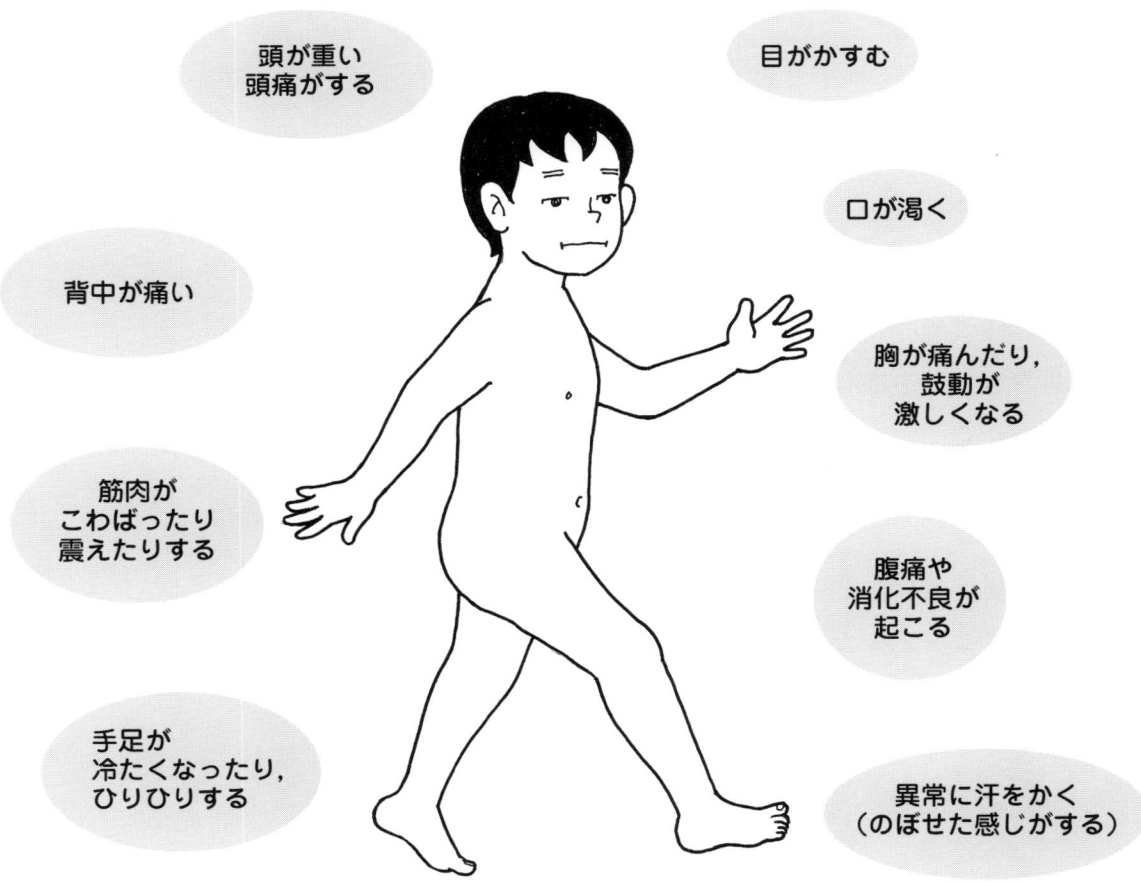

25

ストレスや不安が続くと，こんな症状も出てきます

　子どもや10代の不安障害の症状には，次のようなものもあります。特に，行動や気持ちの変化に関するものをリストにしました。こうした行動や感情の起こる頻度，強さ，どのくらい長く続くかなどに注目してください。子どもにあてはまるものがないか見てみましょう。

☐食べ方が変わる（前よりよく食べるようになったり，食べなくなったり）
☐睡眠障害が起こる（寝すぎたり，眠れなかったり）
☐落ち着きがなくなる（興奮状態が収まらない）
☐今までしていたことに興味を示さなくなる
☐自分がつまらなく思えたり，自分や今の状況を悪く思うようになる
☐集中できなくなる
☐いらついたり，怒ったりする
☐疲れたり，元気がなくなったりする
☐人を避けたり，特定の場所や状況を嫌がるようになる
☐飲酒したり，ドラッグを使ったり，勝手に薬を飲むようになる
☐成績が下がる
☐多動や興奮状態になる
☐悪い夢を頻繁に見るようになる
☐攻撃的な行動をしたり，大人のいうことをきかなくなる
☐過剰に心配したり，ものごとを完璧にしようとしたりする
☐キレる
☐うつになる—悲しみや絶望が長い間続く
☐体の不調や痛みを訴える

第1章　先生やカウンセラー，保護者に役立つ考え方や提案

子どもによくある10の恐怖感と対処法

　子どもや10代によく見られる恐怖とその対処法を記しました。
　この本の第3章「よくある恐れに立ち向かう方法」にも，多くの例や対処の方法が出ています。子どもにもわかりやすく書かれていますので，ぜひ一緒に読みながら，子どもが楽しみながら身につけていけるよう奨励してください。

1　1人で寝られない

　試してみましょう：1人で寝られない子どもは，親と一緒に寝ていることが多いでしょう。子どもが自分の部屋で眠れるようにするために，寝袋を使ってみましょう。これは，子どもを寝袋で寝かせながら，徐々に自分の部屋に近づけていく方法です。ゴールは子どもの部屋です。毎晩，10センチずつでもよいので近づけていきましょう。はずみがつけば，あとはうまくいきます。

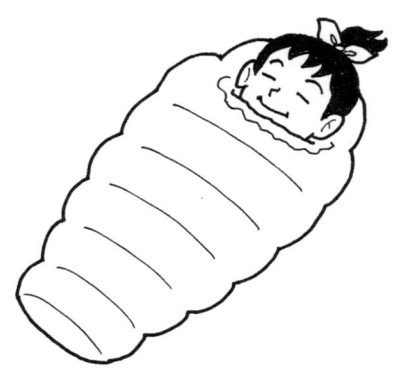

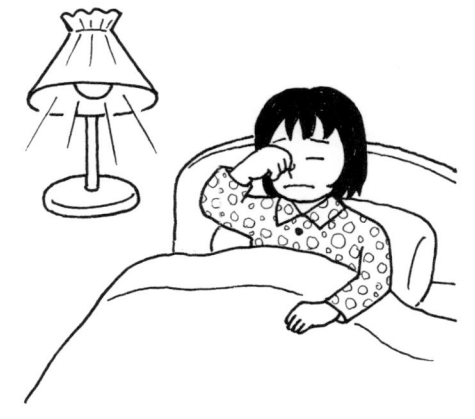

2　暗いところがこわい

　試してみましょう：生まれつき暗いところをこわがる子どもはたくさんいます。ほとんどの恐怖について言えることですが，暗がりへの恐怖感も，徐々になくしていけばよいのです。電気を少しずつ暗くする作戦を使いましょう。明るさの調整ができる照明器具を用意しましょう。できれば，枕元のランプのようなものがよいでしょう。はじめは，子どもが安心して眠れるぐらいの明るさにします。そして，毎晩少しずつ暗くしていきます。何週間もかかるかもしれませんが，子どもは次第に暗さに慣れていき，そのうち暗やみでも平気になるでしょう。

3 お化けがこわい

試してみましょう：空のスプレーボトルに「お化け退治スプレー」と書いたラベルを貼っておきます。小さな懐中電灯も用意しましょう。このスプレーがあれば，どんなお化けも近寄らないと，子どもに説明しましょう。万が一お化けが来たと思ったら，懐中電灯で照らしてみて，お化け退治スプレーが，ちゃんとお化けを退治してくれていることを確かめさせましょう。

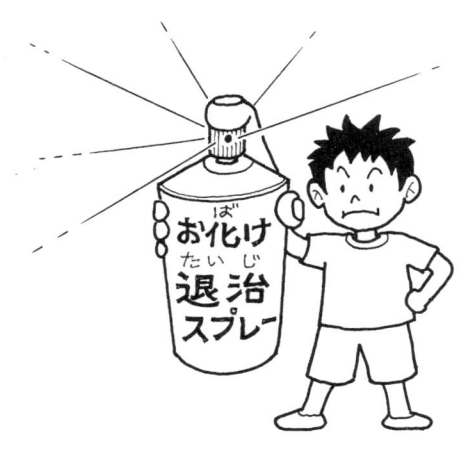

4 やることが多すぎて不安

試してみましょう：フットボールのコーチとして知られるルー・ホルツは，その著書の中で，「今必要なこと」をすることが大切だと述べています。やることが多すぎて不安になったら，「今必要なこと」は何なのかを子どもにたずねましょう。優先順位を決めて，一歩ずつ山を登って行けばよいのです。

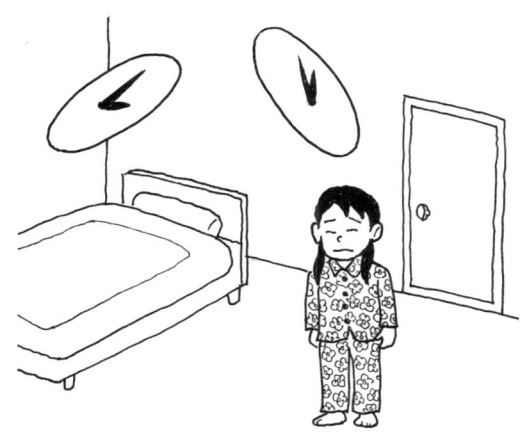

5 大人と離れるのがこわい

試してみましょう：親と離れるのが不安な子どもには「魔法の時間」ごっこをしてみましょう。何分間か「魔法の時間」を決めて，その間だけ親と離れてもだいじょうぶだと説明します。たとえば，決めた時間だけ，1人で二階の自分の部屋に行かせてみます。はじめは1分か2分でよいのです。「魔法の時間」の長さは子どもに決めさせてましょう。こうして，親から離れていられる「魔法の時間」を少しずつ長くしていきます。10分か15分になったら，もうだいじょうぶです。

6 学校に行くのがいや

試してみましょう：1人で教室まで行けない子どもには「学校の地図」を描かせてみましょう。校門から教室までの道筋を地図にします。そしてその途中に，子どもが1人で行

ける地点をいくつか決めさせて，地図に書き込ませます。毎日少しずつ教室に近い地点まで行けるようにしましょう。自分で決めたゴールまで行けたら，そこから先は，親や先生が一緒に連れて行ってあげればよいでしょう。こうしているうちに，教室まですっかり1人で行けるようになります。

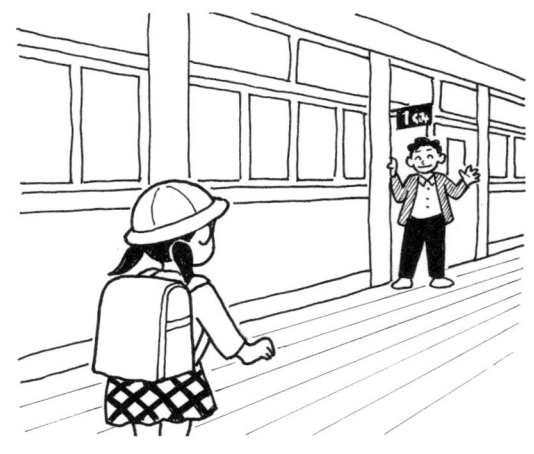

極端に学校をこわがる子どもは，必要に応じて学校にいる時間を調整してあげなくてはならないかもしれません。短い時間から始めて，少しずつ長くしていきましょう。この方法を使う場合は，医師の診断書を学校に提出する必要があるかもしれません。

7　テストがこわい

試してみましょう：「たかがテスト」という言い方を聞いたことはありませんか？　子どもがテストを軽んじるようになるのは困りますが，こわいという気持ちを減らしてあげたいものです。テストをあまり大げさに考えないように指導すれば，子どものテストに対するストレスも軽減できるでしょう。子どもは周囲の大人から影響を受けるものです。大人が前向きに考えるお手本を示し，必要以上にテストの不安を与えないようにしたいものです。

8　いじめがこわい

試してみましょう：自己主張の仕方を教えましょう。自信のある子はいじめにあうことが少ないのです。自信に満ちた歩き方，相手の顔をちゃんと見ること，そして，必要以上に攻撃的にならずに自己主張する方法などを教えましょう。

自分をサポートしてくれるグループを作ることも奨励しましょう。いつも一緒にいる「よい仲間」や，必要なときに助けてくれる「信頼できる大人」がいるとよいでしょう。特に，なにかあったときに介入してくれる大人が1人いるだけで，ずいぶんちがってきます。

いじめにあったり，つらいことがあったときに，どんな大人のところに行ったらよいのか，リストを作らせましょう。1人でリストが作れない子は，親と一緒に作ってみましょう。

9　ばい菌や病気がこわい

試してみましょう：脱感作法を使ったり，徐々に慣れさせたりするとよいでしょう。ばい菌がこわくてある場所に行けないようなら，恐怖感を少しずつ克服していきます。たとえば，ばい菌を持った人がいるからデパートに行きたくないと言うのなら，はじめはデパートの見えるところまで行って，すぐに引き返しましょう。次回は，デパートの入り口まで行って帰ります。その次は，デパートの中を急いで歩いてから出てきましょう。カウンターのところへ行ったり，実際に買い物をするところまで，少しずつ慣らしていきます。このように大人が指導しながら，子どもがこわがる刺激に少しずつ慣れていくようにします。ただし，ほかに体に病気があることもありますので，医師や心理療法士と相談して進めていきましょう。

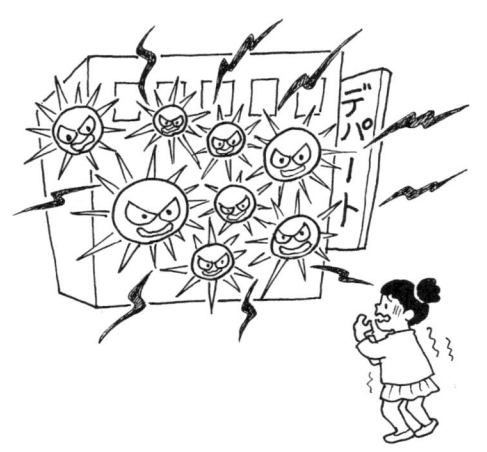

10　災害や犯罪がこわい

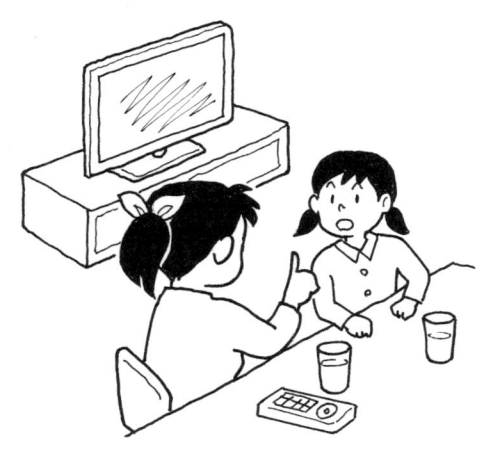

試してみましょう：子どもがテレビで災害や犯罪のニュースを観るのを制限しましょう。子どもはこわいニュースや詳細に対処できないことがあるのです。次のような方法を試してみましょう。

A　できごとの概略を話して聞かせ，細かい情報は与えないようにしましょう。

B　できごとについて子どもがどう思うかを話させて，しっかり聞いてあげましょう。子どもの言ったことをまとめてわかりやすく説明し，子どもの気持ちについても話しましょう。

C　できるだけ早く，いつもの生活に戻りましょう。普段の生活は，安心感を与えます。

何より大切なのは，子どもは周囲の大人の影響を受けるということです。周囲の大人が落ち着いていれば，子どもも大人の真似をします。

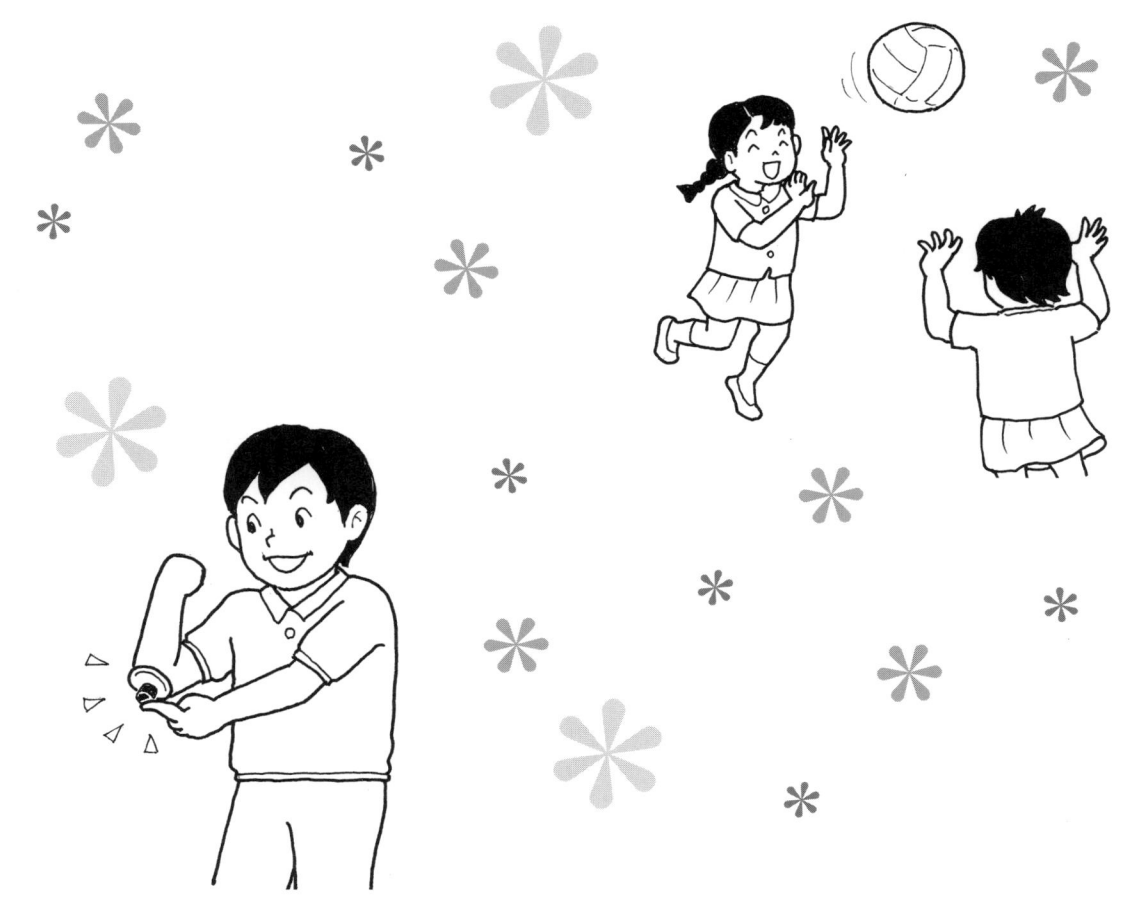

第2章
不安やストレスのある子のためのアクティビティ

不安とストレスって，いったいなあに？
（保育園から小学5年生のためのページ）

不安やストレスは，だれにでもあるんだよ。不安というのは，これから起こることについて心配になったりこわくなったりすることなんだ。

たとえば，テストの前になると心配になる子も，かみなりがこわい子も多いよね。不安は，だれにでもある，ふつうのことなんだ。

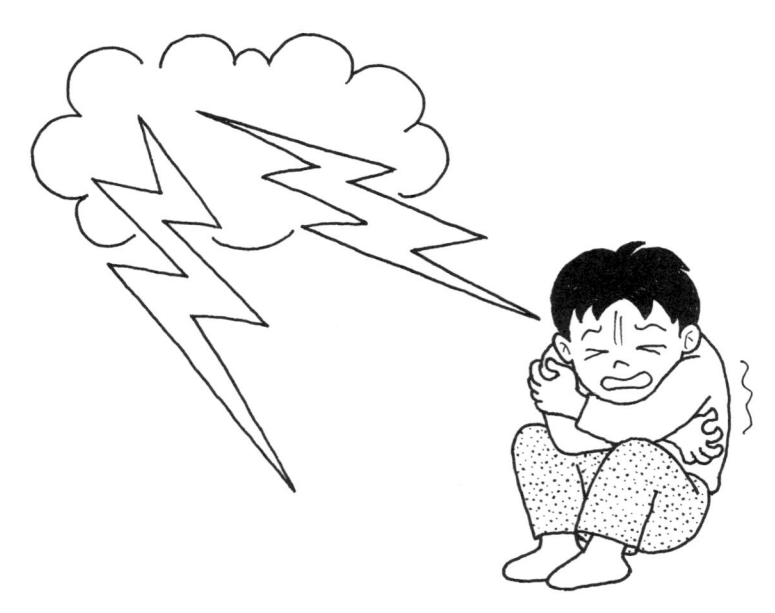

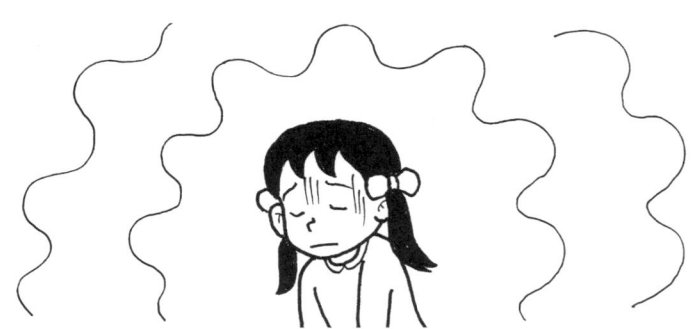

でも強い不安が長く続くのは要注意だよ。強い不安や心配がずっと続くと，体や頭にストレスがかかるようになるからなんだ。

ストレスというのは，体や頭の緊張なんだ。ストレスがあると，筋肉がこわばったり，たくさん汗をかいたり，心臓がバクバクしたり，じっと座っていられなくなるんだ。

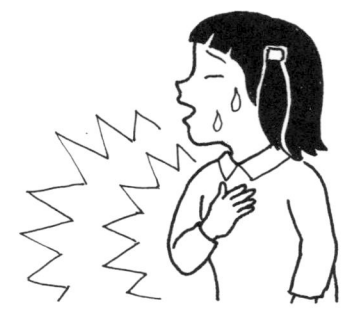

第2章　不安やストレスのある子のためのアクティビティ

　長く続く強い心配や不安のことを不安障害と言うんだ。（アメリカでは）8人に1人の人が不安障害だと言われている。
　不安障害のある人は，お医者さんやカウンセラーに相談するといいよ。

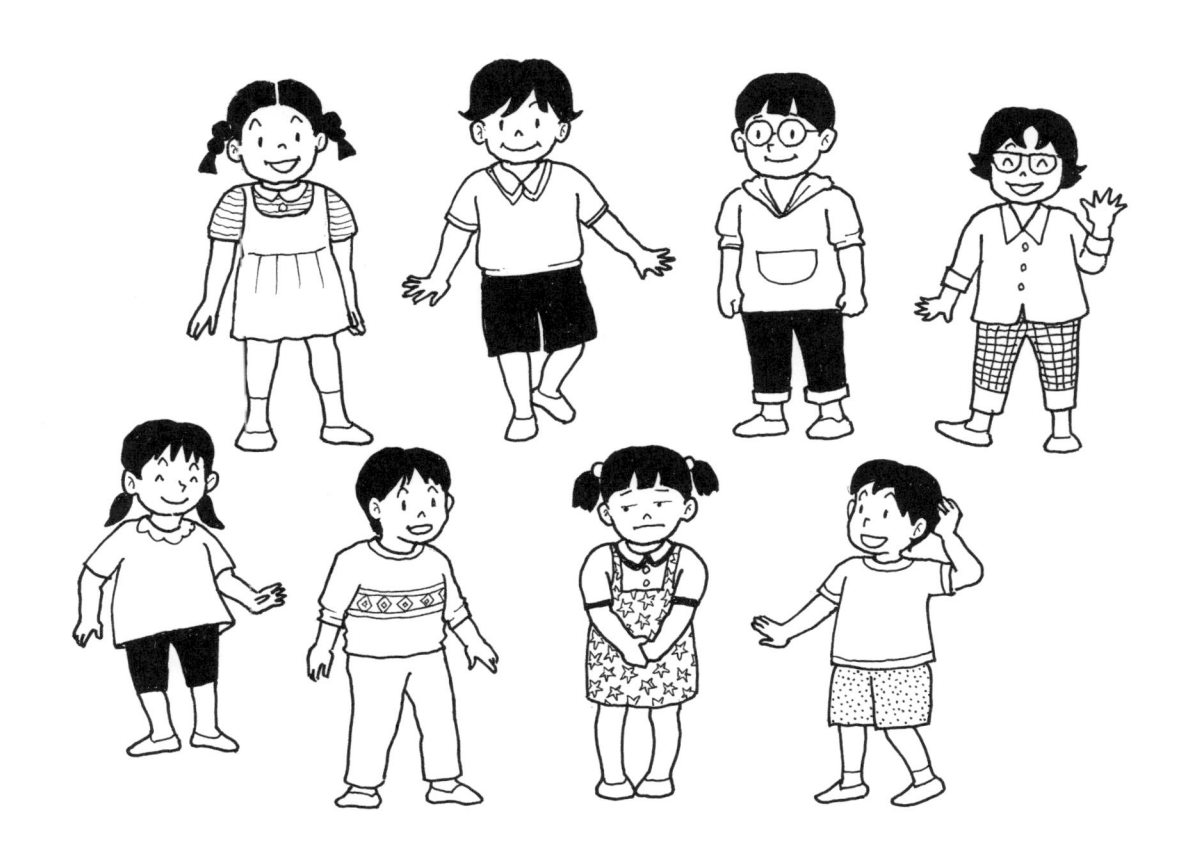

　この本には，不安についてわかりやすい説明と，気分がよくなる方法がたくさん書かれているんだ。
　いろいろなアイディアを試してみて，不安をやっつけよう！

不安とストレスについて
(小学6年生から高校生のためのページ)

不安は，だれにでもある。

でもそれが強くなると不安障害やストレスになるんだ。

頭と体の大きな緊張を，ストレスと呼ぶんだ。不安が大きくなると，頭や胸やお腹が痛くなったり，筋肉がこわばったり，疲れやすくなったり，そのほかにも様々なストレスが頭と体にかかってくる。不安というのは，どうしようもない心配や恐怖感のことだよ。

不安が長い間続くと，不安障害になることがある。不安障害は，日常生活のさまたげになるような不安なんだ。次に挙げたのは，よくある不安障害のタイプだよ。

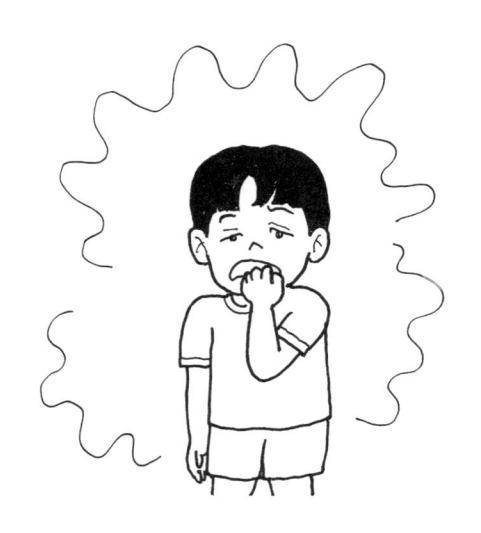

分離不安障害
信頼できる大人と離れることがひどく心配になることを分離不安障害というんだ。親に何か大変なことが起こるのではないかと，理由もないのに心配したり，1人で自分の部屋で眠れなかったり，学校へ行くのがこわかったりするのが，分離不安障害の例なんだ。

パニック障害
胸が痛くなり，鼓動が激しくなって，息苦しくなり，自分をコントロールできないと思ったり，死ぬのではないかと思ったりするのがパニック障害だ。

特定の恐怖症（フォビア）
動物や虫，嵐や高いところ，エレベーターなど，なにか特定なものに対して大きな恐怖感を持つことを恐怖症というんだ。

第2章　不安やストレスのある子のためのアクティビティ

強迫性障害（OCD）

　ばい菌のような特定のものについていつも心配したり，なにかまちがったことをするのではないかと始終不安になったりする。
　また，なにかを同じ順番で並べたり，四六時中，手を洗ったり，何度も確認したり，同じ言葉を繰り返したりすることもある。

PTSD（心的外傷後ストレス障害）

　過去のこわいできごとを，頭の中で何度も繰り返したり，まるで現実のようなこわい夢を見る，フラッシュバック（再体験）が起こることがある。

全般性不安障害

　なんとなく人生全般について理由のない不安が長い間続く。心配や不安な気持ちをコントロールすることができない。

　このような障害にはセラピーや薬による治療が必要なことが多い。セラピーを受けると，自分の不安について理解できて，どう対処すればよいかもわかるようになるよ。
　脳の中の化学物質のバランスをとるために，ProzacやZoloftのような抗うつ薬を使うこともある。セロトニンのような脳内の化学物質がコントロールできるようになると，不安感が大きく減少することもあるんだ。
　（アメリカでは）子どもと10代の13%，大体8人に1人に不安障害があると言われているんだ。でも，ほとんどの人の不安は，不安障害とまでは言えないものだ。ある程度の不安やストレスはだれでもあるものだから，うまく対処するためのよい方法を身につけていこう。
　次の章のアクティビティを試してみよう。とっつきにくいものもあるかもしれないけど，自分に合った方法を見つけて練習すればきっと役に立つよ。

アクティビティ1

保育園〜小学4年生向け

キョーフ国のこわ〜い怪物のお話

キョーフ国の こわ〜い怪物のお話

第2章　不安やストレスのある子のためのアクティビティ

むかしむかし，あるところに，
「キョーフ国」という国がありました。
この国の人たちは，
こわ〜い怪物にビクビクしながら暮らしていました。
それは巨大でとてもみにくい怪物でした！

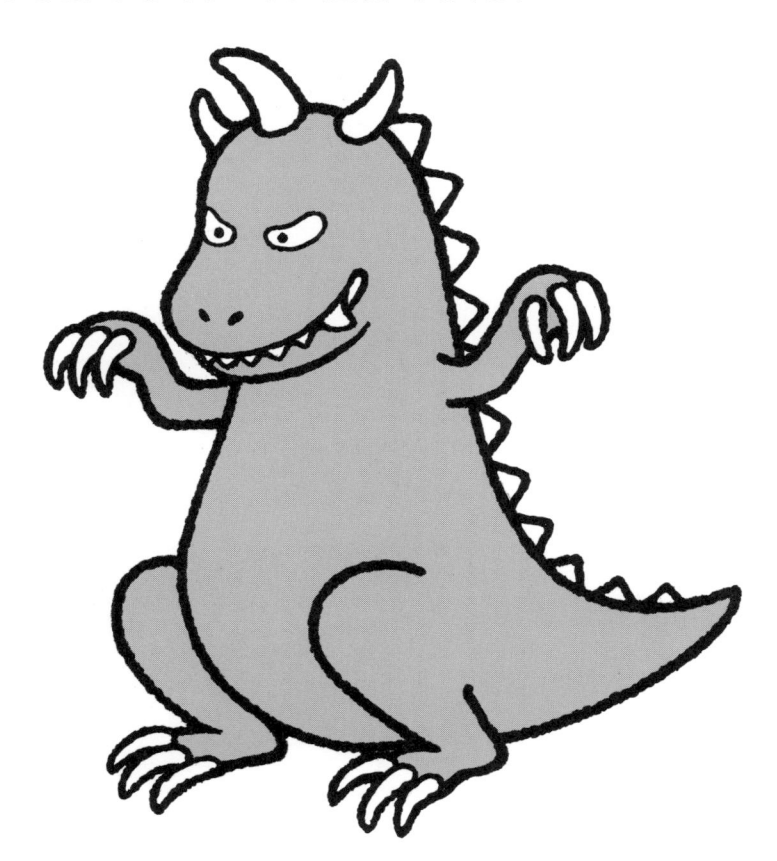

キョーフ国の人たちは，
できるだけ家から外に出ないようにしていました。
でも，別の村へ行く用事があるときは，とても困りました。

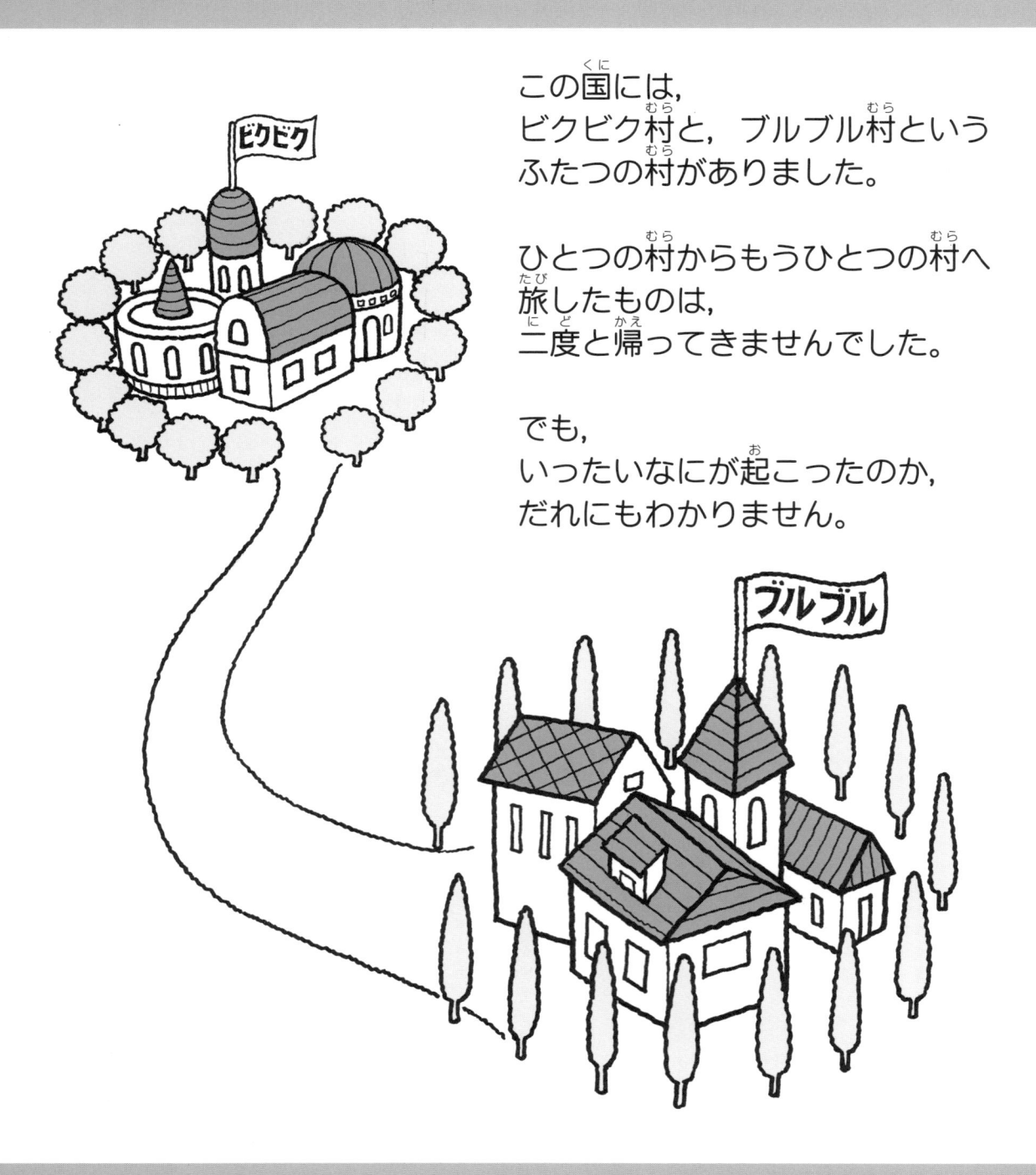

この国には,
ビクビク村と, ブルブル村という
ふたつの村がありました。

ひとつの村からもうひとつの村へ
旅したものは,
二度と帰ってきませんでした。

でも,
いったいなにが起こったのか,
だれにもわかりません。

第2章　不安やストレスのある子のためのアクティビティ

ある日，ビクビク村に住む，
ユウキというひとりの少女が，
重い病気の友だちに
薬を届けるために，
ブルブル村へ
行かなくてはならなくなりました。

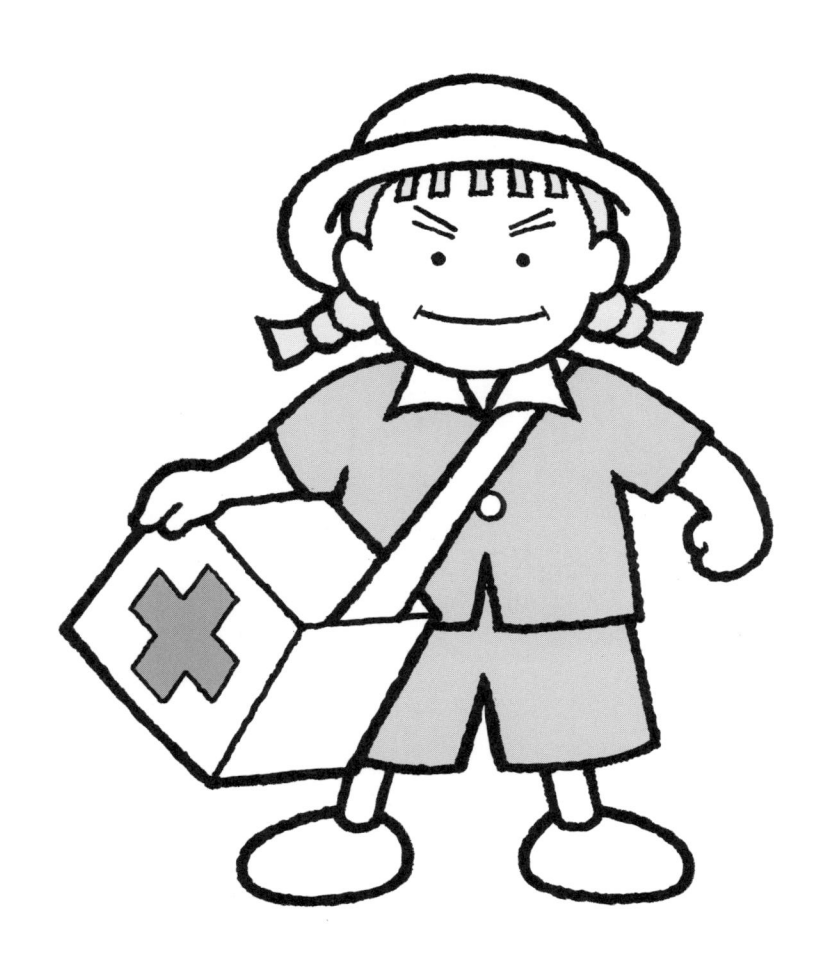

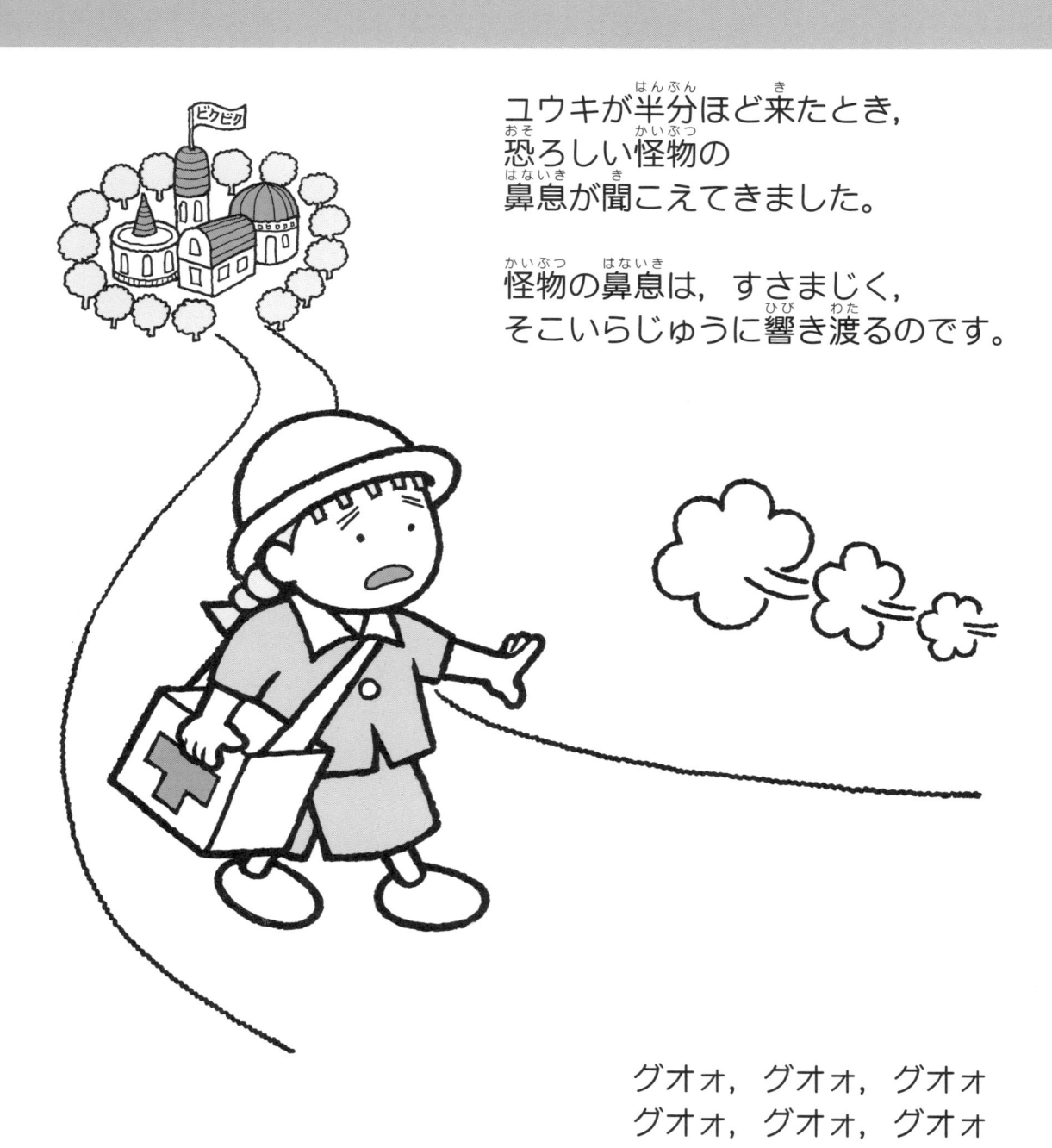

ユウキが半分ほど来たとき,
恐ろしい怪物の
鼻息が聞こえてきました。

怪物の鼻息は,すさまじく,
そこいらじゅうに響き渡るのです。

グオォ,グオォ,グオォ
グオォ,グオォ,グオォ

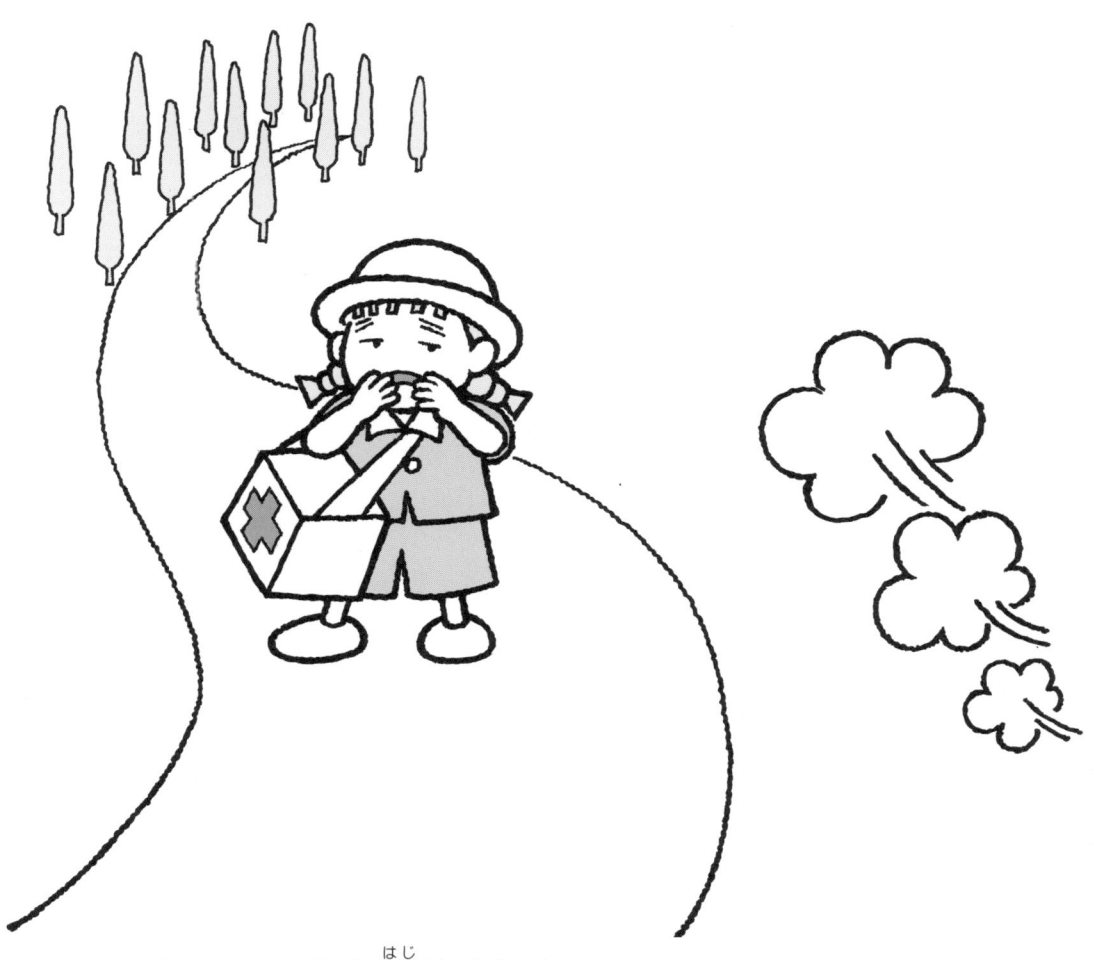

第2章　不安やストレスのある子のためのアクティビティ

ユウキはこわくてふるえ始めました。
そして恐ろしい鼻息の音から
走って逃げようとしました。

鼻息の音がどんどん近づいてきます。
でも，まだ怪物の姿は見えません。

そのとき，ユウキは思い出しました。
怪物から逃げようとすると，
逆に怪物の注意を引いて殺されてしまうと，
前にだれかが言っていたのを。

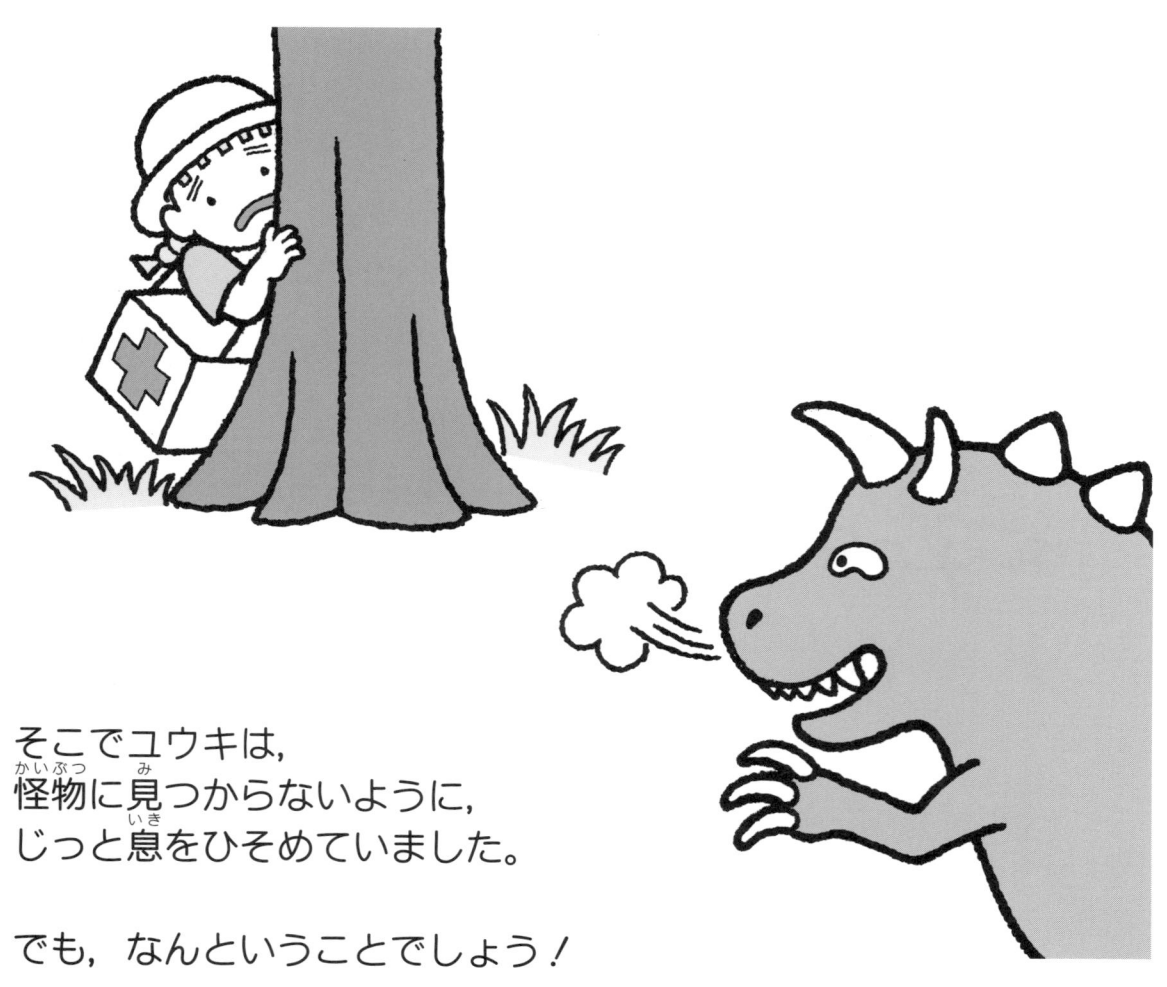

そこでユウキは，
怪物に見つからないように，
じっと息をひそめていました。

でも，なんということでしょう！

残念なことに，怪物に見つかってしまいました。

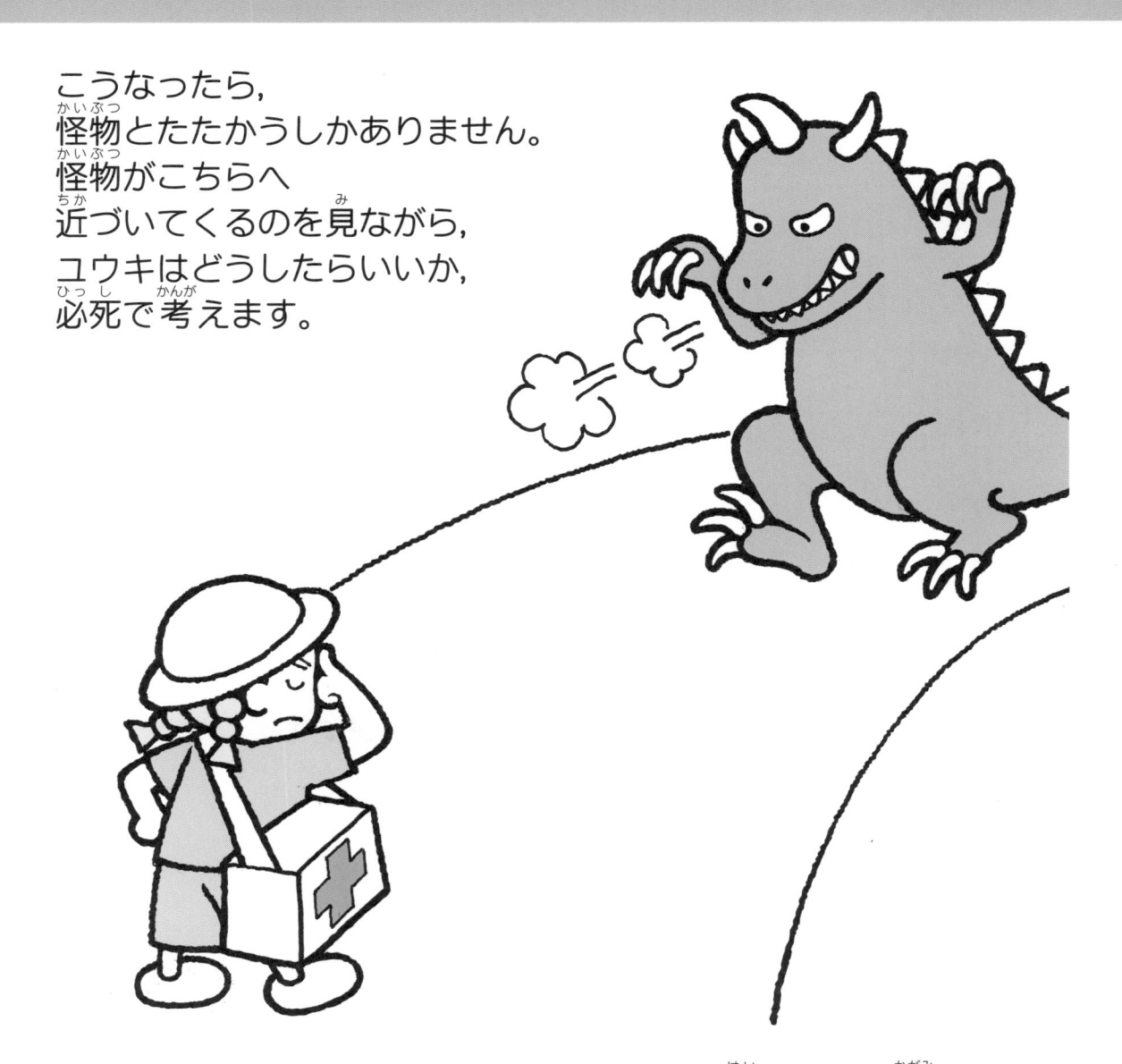

第2章　不安やストレスのある子のためのアクティビティ

こうなったら,
怪物とたたかうしかありません。
怪物がこちらへ
近づいてくるのを見ながら,
ユウキはどうしたらいいか,
必死で考えます。

そのとき，ユウキはバッグに入っている鏡のことを
思い出しました。大きな手鏡です。

ユウキは鏡を手に，怪物の方へ走っていきました。急にだれかが近づいてきたので，怪物はびっくりしています。

手が届くほど近づいたとき，ユウキは鏡を空に反射させながら，怪物の方に向けました。

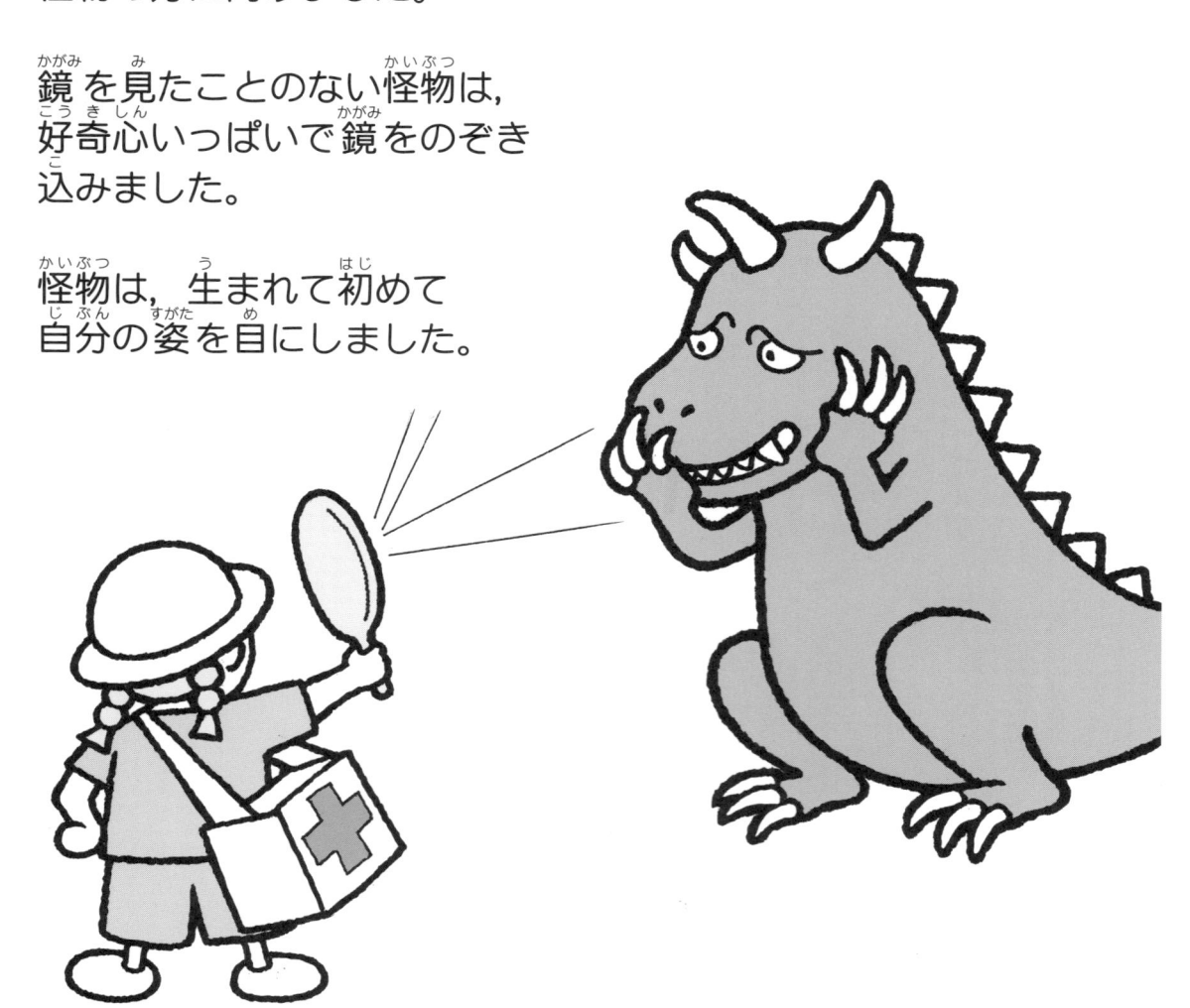

鏡を見たことのない怪物は，好奇心いっぱいで鏡をのぞき込みました。

怪物は，生まれて初めて自分の姿を目にしました。

第2章　不安やストレスのある子のためのアクティビティ

そして自分のみにくい顔におどろいて,
急いで逃げて行ってしまいました。

怪物は,
自分の姿がこわかったのです。

ユウキの知恵と勇気のおかげで,
もう村の人の命が失われることは
なくなりました。

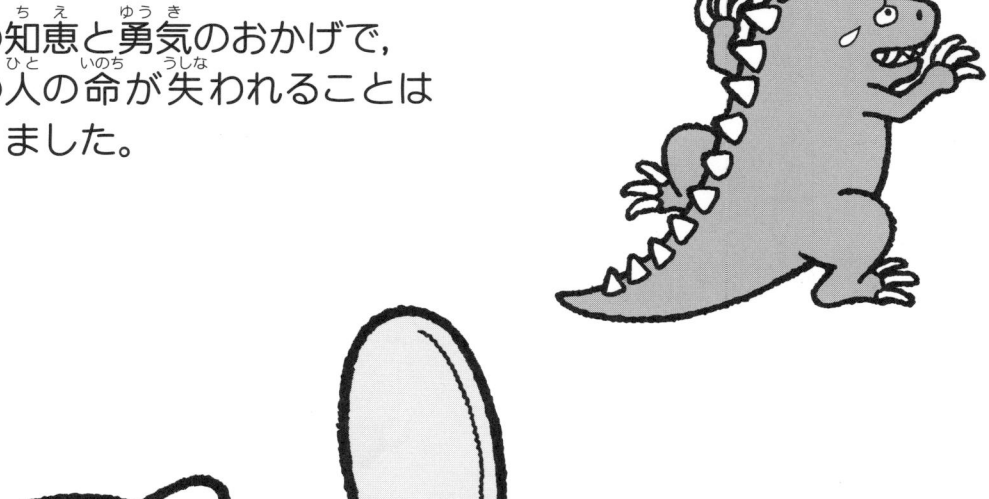

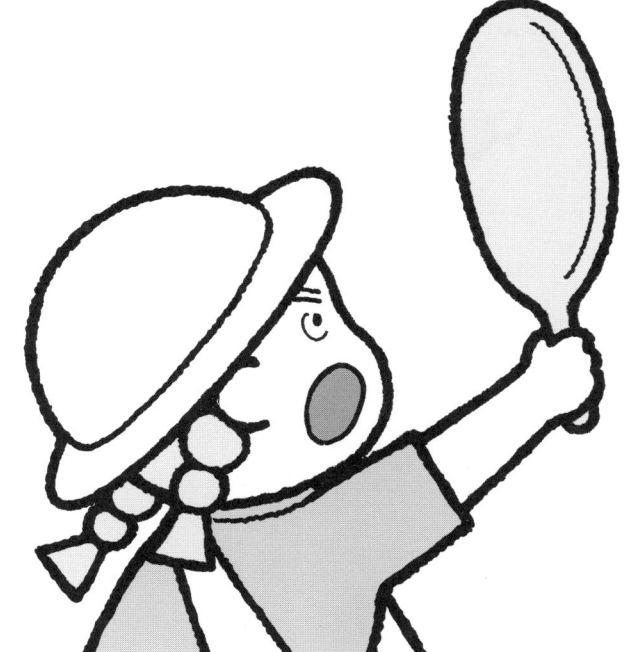

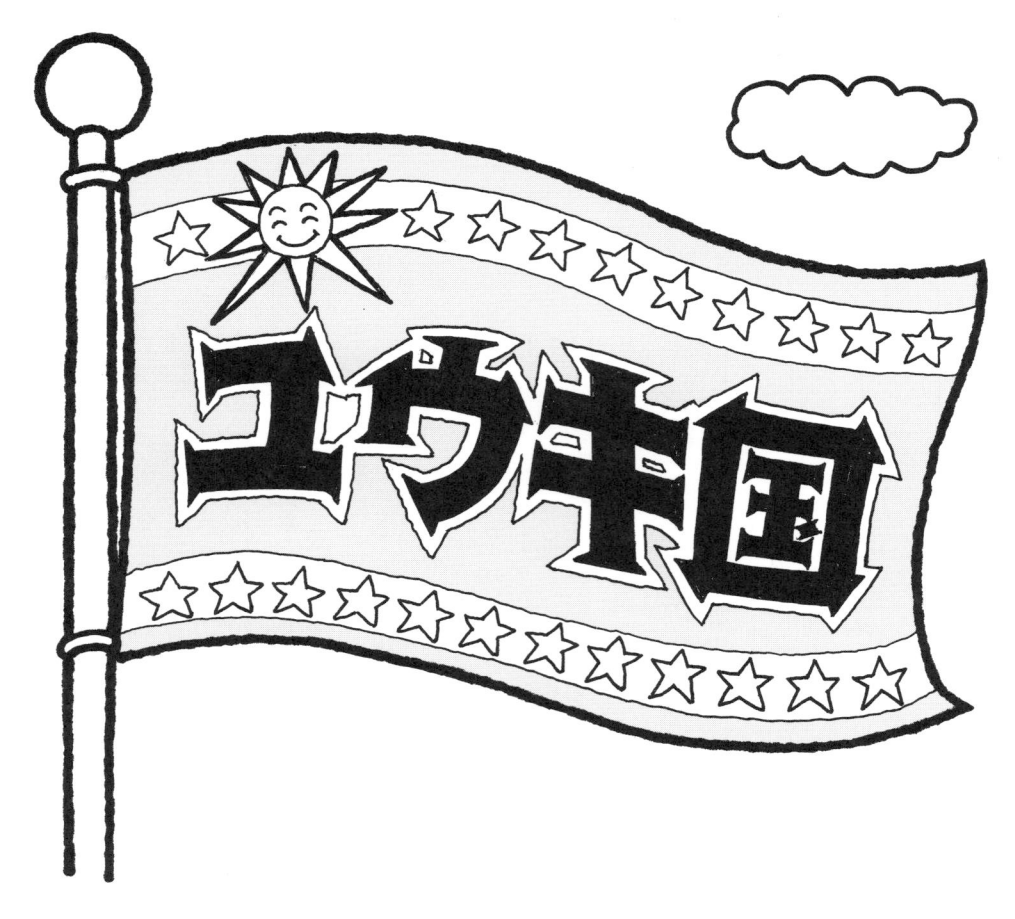

その日から，キョーフ国の人々は，
自由にどこにでも行けるようになりました。
いつも手に鏡を持って。
遠くから鏡を見ただけで，怪物は逃げて行ってしまいます。

キョーフ国は，勇気あふれる少女をたたえて，
「ユウキ国」と名前を変えました。

第2章 不安やストレスのある子のためのアクティビティ

ユウキ国のやさしい人々は、もう怪物をこわがることなく、いつまでも幸せにくらしましたとさ。

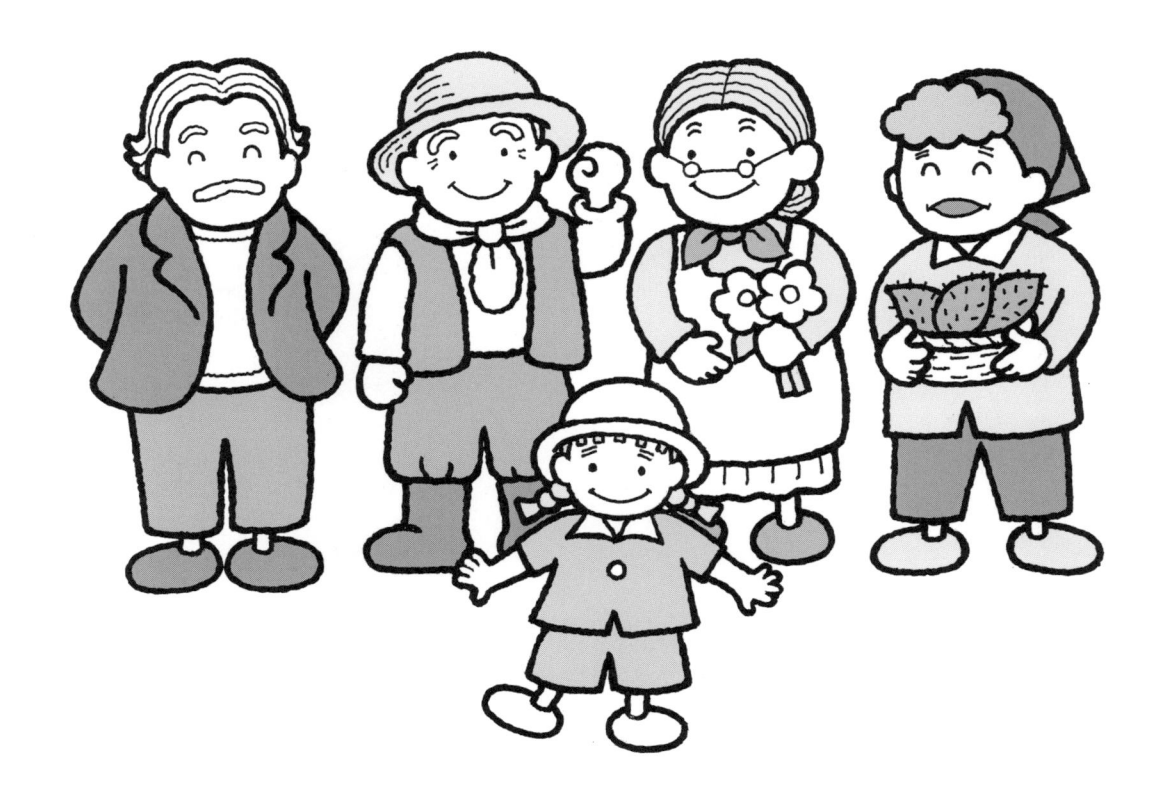

おしまい

このお話でわかったのは、どんなことだろう？
それは、問題やいやなことから、逃げていてはだめだ、ということだね。勇気と知恵で立ち向かえば、きっと勝てるんだ！

アクティビティ2　　　保育園〜小学4年生向け

頭のチャンネルを良いほうへ切りかえよう

　脳はテレビのようなものだよ。脳のテレビにはチャンネルが3つあるんだ。テレビはチャンネルによって映るものがちがうよね。脳も同じように，状況やものごとをいろいろな見方で見ることができるんだ。よく考えることも悪く考えることもできる。脳をどのチャンネルに合わせるか，それを決めるのはきみだよ。

　脳の1チャンネルは，**曇りのチャンネル**だ。ここは，ものごとを悪く考えるところなんだ。いろいろなことを気に病んで，自分についてもよく思えない。はっきり考えられなくて，毎日がだいなしになってしまう。脳が1チャンネルになっていると，腹を立てたり，心配したり，気に病んだりし続けるんだよ。

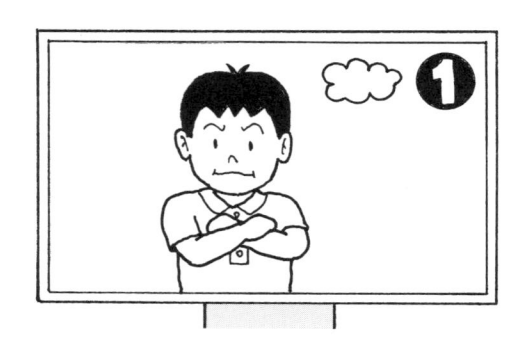

　テレビの番組がいやになったら，どうする？　こわい番組を見たくないと思ったら，どうすればいいだろう？　かんたんだよね！　チャンネルを変えればいいんだ。脳も同じだよ。曇ったチャンネルが映ったら，チャンネルを変えればいい。脳のリモコンを思い浮かべてみよう。そのリモコンを使って，脳を2チャンネルか3チャンネルに変えてみよう。

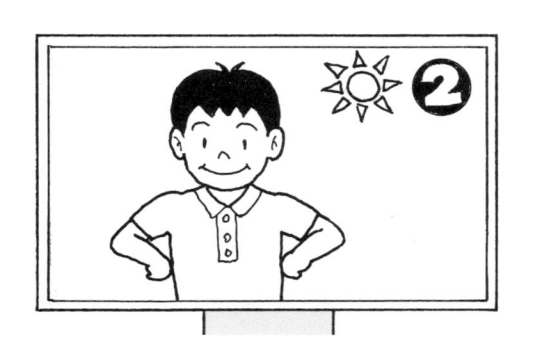

　2チャンネルは**晴れのチャンネル**だ。脳がこのチャンネルに合っていると，ものごとについて長い間悩んだりしないで，前向きに考えられるんだ。自分のこともよく思えるよ。うまくいかないことがあっても，ちゃんと対応できるんだ。

第2章　不安やストレスのある子のためのアクティビティ

　3チャンネルは**虹のチャンネル**だ。このチャンネルを見ているときのきみの脳は，明るい考えであふれている。算数の問題をすらすら解いたり，日常の問題を解決するアイディアを思いつくチャンネルなんだ。

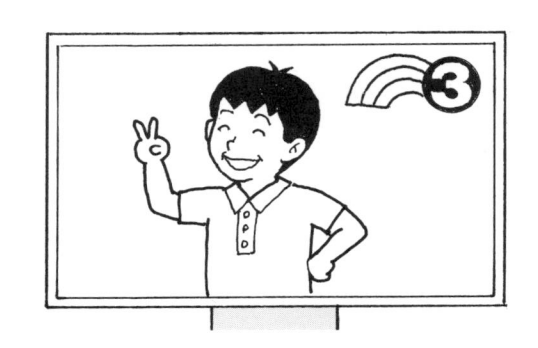

　きみは，いつでもこんなふうに自分の考え方をコントロールすることができるんだよ。ふだんから2チャンネルか3チャンネルに合わせておくといいね。だれでもときどきは1チャンネルになってしまうことがある。そんなときでも，好きなチャンネルに変えられることを覚えておこう。いつも2チャンネルや3チャンネルにしておけば，リラックスした気持ちで，賢い決断ができるようになるだろう。

3つのチャンネルはこんなとき，こんなふうに働くんだ

こんなとき：もうすぐ大きなテストがある
① **曇りのチャンネル**……「ぜったいにいい点取れないよ」
② **晴れのチャンネル**……「むずかしいテストだけど，きっとできるわ」
③ **虹のチャンネル**………「よくできる友だちといっしょに勉強すればだいじょうぶだよ」

こんなとき：1人で留守番していたら，物音がした
① **曇りのチャンネル**……「どうしよう！　きっとどろぼうだよ」
② **晴れのチャンネル**……「物音がしたけど，きっと風のせいね」
③ **虹のチャンネル**………「どこで音がしたのか調べてみよう。そうすれば安心だよ」

| アクティビティ3 | 保育園〜小学4年生向け |

こんなリラックスの方法を試してみよう

ストレスと不安をなくすためには、ちょっと休んだりリラックスしたりするといいんだ。なんだか緊張してきたなと思ったら、こんなアイディアでリラックスしてみよう。

特大スポンジ

自分が大きなスポンジになったところを想像してみてね。

まず体全体の筋肉に力を入れて、ゆっくり1から5まで数えよう。痛くなるほど力を入れてはだめだよ。

今度は、数秒間、力を抜いてみよう。これを何度も繰り返そう。筋肉に力を入れたりゆるめたりして、ストレスと不安をどんどん、体からしぼり出していこう！

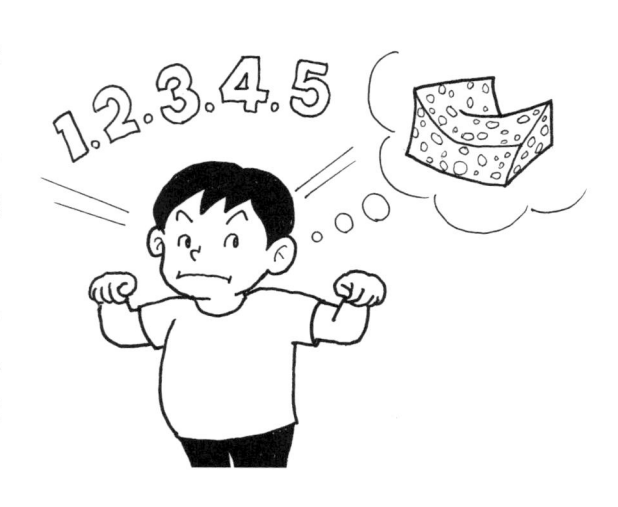

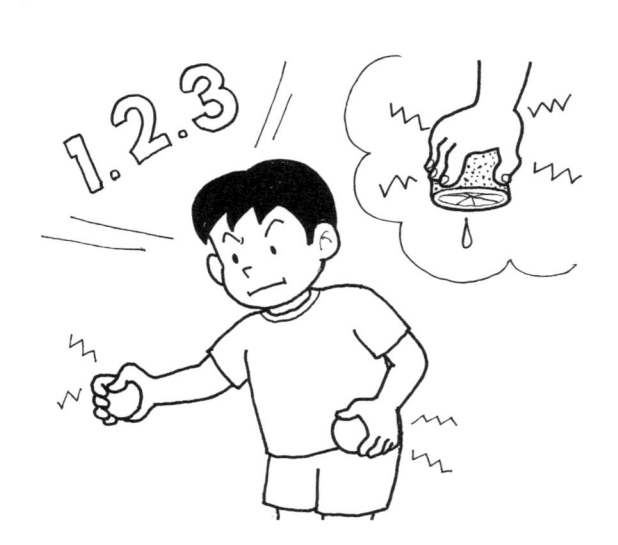

レモンをしぼろう

みずみずしいレモンを絞って、レモネードを作るところを思い浮かべてみよう。

両手にレモンをひとつずつ持ったつもりで、ギューッとにぎりしめてみよう。小さいスポンジのボールを使ってもいいね。1、2、3と数えながらしぼろう。

次に、何秒間か手をゆるめよう。何度もギュッギュッと、しぼったり、ゆるめたりするうちに、ストレスや苦い気持ちがなくなるよ。

第2章 不安やストレスのある子のためのアクティビティ

お腹の中の大きな風船

きみのお腹が大きな風船になったところを想像してね。

鼻からゆっくり息を吸って、風船になったお腹をふくらませよう。

3秒間息を止めて、今度は口からゆっくりと息を吐き出そう。何回かくり返せば、ストレスが吹き飛んでしまうよ。

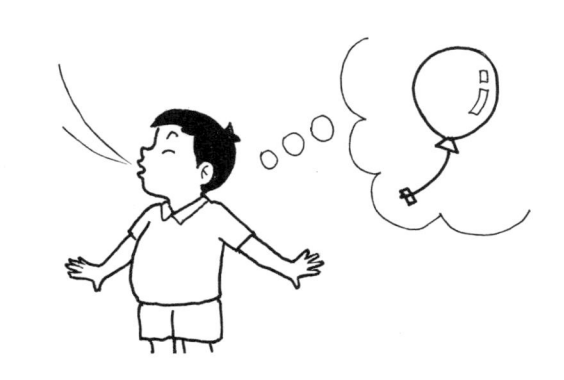

1分間のバカンス

忙しい1日の終わりに、ちょっと時間を作って、楽しい想像をしてみよう。

お気に入りの場所や、好きなことや、ゆったりした気分になれることを思い浮かべてみるんだ。

海で遊んだり、山でハイキングしたり、好きなスポーツをしたり……自分がそこにいるところを想像して、まわりの様子や、においや、音や、どんな気持ちになるかを思い浮かべてみよう。

51

アクティビティ4

保育園〜小学4年生向け

一歩(いっぽ)ずつやってみよう

　行(い)ったことのないところへ行(い)ったり，新(あたら)しいことをしたりするのは，ドキドキするし，こわいものだよね。

　はじめてローラーコースターに乗(の)ったり，クラスの前(まえ)で発表(はっぴょう)したりするときは不安(ふあん)になるし，暗(くら)いところがこわいと言(い)う人(ひと)もいるだろう。心配(しんぱい)やこわいものがあるのは，ふつうのことなんだ。でもそれに打(う)ち勝(か)ついい方法(ほうほう)があるよ。

　不安(ふあん)やこわいことを，1つずつやっつけていくんだ。そしてどんなことができたか，小(ちい)さいことでもいいから，紙(かみ)に書(か)いてリストを作(つく)ろう。

　そうすれば，自分(じぶん)の進歩(しんぽ)の様子(ようす)がよくわかるし，さらに前進(ぜんしん)することができるんだ。

　たとえば，きみが恥(は)ずかしがり屋(や)さんなら，積極的(せっきょくてき)にできたことを，リストにしてみよう。たとえば，

1　レストランで自分(じぶん)で注文(ちゅうもん)できた
2　授業中(じゅぎょうちゅう)に発表(はっぴょう)できた
3　クラスの友(とも)だちといっしょに遊(あそ)べた
4　黒板(こくばん)のところに出(で)て算数(さんすう)の問題(もんだい)が解(と)けた
5　知(し)らない人(ひと)に道(みち)を聞(き)けた
6　友(とも)だちの家(いえ)に泊(と)まれた
7　そのほか：

　リストをどんどん長(なが)くしていこう。こんなふうにして，いろいろなことがじょうずにできるようになったら，もうだいじょうぶ。

　これは，きみの勇気(ゆうき)のリストだよ。

第2章　不安やストレスのある子のためのアクティビティ

できたことリスト

1 _____

2 _____

3 _____

4 _____

5 _____

6 _____

7 _____

_____

_____

_____

アクティビティ5　保育園～高校生向け

夢のリハーサルをしよう

　なかなか眠れない人や，悪い夢をよく見る人もいるだろう。そんな人は，見たいと思う夢の計画を立てたり，夢のリハーサルをしてみよう。いつも練習して習慣になれば，とても効果が上がるんだ。

　寝る直前に考えたことは，睡眠に大きな影響を与えるんだよ。ストレスのあることを考えると，よくない夢を見たり，なかなか寝つけなかったりする。
　でも，寝る前にいったい何を考えていたのか，自分でも思い出せないことがあるよね。自分が見たいと思う夢の計画を立ててみようよ。寝る前に，楽しいことに気持ちを集中させれば，きっと早く眠れるし，よい夢を見る確率もぐんと上がるよ。
　毎晩，どんな夢を見たいかプランを立てることは，脳が前向きな考え方をする練習にもなるんだ。前向きな考えは体も脳もリラックスさせてくれるよ。

　夢の計画を立てるようになっても，はじめのうちは，まだときどき悪い夢を見ることがあるかもしれない。そんなときは，「これは，リハーサルした夢とちがうよ」と言って，計画した夢のことを考えよう。
　夢の計画をいつも立てていれば，ぐっすり眠れて，ますます楽しい夢が見られるようになるよ。

　人間が新しい習慣を身につけるのには，21日かかると言われているんだ。夢のリハーサルを21日間続けてみよう。きっと，悪い夢を見なくなり，よく眠れるようになるよ。いい夢を見ようよ！

やってみよう：今夜見たい夢を，言葉か絵にしてみよう。何日間か続けてみよう。

第 2 章　不安やストレスのある子のためのアクティビティ

今夜見たい夢の絵

今夜見たい夢のお話

アクティビティ6

小学2年生〜6年生向け

「キモチ」の3ステップで気持ちを大切にしよう

気持ちにはいろいろなものがある。自分の気持ちをどう扱うかはとても大切なことなんだよ。「**キモチ**」の3つのステップを使って，気持ちと上手につき合えるようになろう。

「キ」は，気持ちに気がつく，の「キ」

自分の今の気持ちに**気づこう**。気持ちには，こんな2つのタイプがあるよ。

楽しい気持ち（好きな気持ち）	楽しくない気持ち（いやな気持ち）
うれしい	かなしい
ワクワク	怒り
びっくり（うれしい）	イライラ
愛されているという気持ち	がっかり
自信	こわい
希望	自分を責める気持ち
	恥ずかしい
	心配

自分の気持ちに気づくことはとても重要なことだよ。1日のうち何度か立ち止まって，自分の気持ちに耳を傾けてみよう。今の気持ちを自分に聞いてみれば，体と頭がきっと教えてくれるよ。

第2章　不安やストレスのある子のためのアクティビティ

「モ」は，もっと気持ちを受け入れよう，の「モ」

　もっと気持ちを受け入れるというのは，自分の気持ちをいつでも，そのまま受け入れるということなんだ。どんな気持ちになっても，悪いことではないんだよ。気持ちはきみの一部だし，いいものなんだよ。

「チ」は，気持ちをちゃんと話そう，の「チ」

　ほかの人にも，自分の気持ちを話そう。信頼できる人に気持ちを話すことは，自分の気持ちを表すとてもよい方法なんだ。気持ちを体の中にとじこめておいてはだめだよ。気持ちをだれかに話せば，きっといい気分になるよ。きみの気持ちをよくわかってくれる信頼できる人を3人考えてみよう。

アクティビティ 7
小学 2 年生～中学 2 年生向け

不安な気持ちを乗りこえよう

　落ち着いた気持ちで毎日を過ごすために，不安になったときにどうすればいいか，前もって決めておこう。

　不安になったとき，ほかの子どもたちは，こんなことをしているよ。自分も使ってみようと思う方法を 3 つ以上選んでおいて，次に不安になったときに試してみよう。

　何度も練習すれば，不安やいやな気分をじょうずに乗りこえられるようになるんだ。練習しているうちに，考えなくても自然にできるようになるよ。さっそくやってみよう！

●●● 不安を乗りこえるアイディア ●●●

1　信頼できる人に相談しよう
2　だれかともめたら，できるだけ早く相手と話し合おう
3　気持ちを落ち着かせるために，1 から 10 まで数えよう。もっとたくさん数えてもいいよ
4　クッションやサンドバッグをたたこう
5　前向きなことを自分に言い聞かせよう（詳しくはアクティビティ 12 を見てね）
6　筋肉に力を入れたりゆるめたりする運動をしよう
7　ボールをギュッとにぎりしめよう
8　本を読もう
9　不安なことがなくなるようにお祈りしよう
10　好きな音楽を聞こう
11　運動しよう
12　そこから少しの間，はなれてみよう
13　深呼吸しよう
14　日記をつけよう

15 1分間のバカンスをしてみよう（好きな場所や好きなことをしているところを思い浮かべてみよう。授業中にしてはダメだよ！）
16 ペットと遊ぼう
17 自分の気持ちを絵や文章にしてみよう

●●● わたし（ぼく）の不安を追い出すアイディア ●●●

不安やストレスを感じたときにすることを，3つ以上選んで書いておこう。

1 _____
2 _____
3 _____
4 _____
5 _____

アクティビティ8

小学2年生〜高校生向け

不安を追い出す道具を集めよう

　不安を追い出す道具を集めてバッグに入れておこう。自分だけの特別キットだよ。
　粘土，スポンジのボール，紙と色えんぴつ，砂時計，笑い袋，好きな本など，安全で役に立つものなら，なんでもいいんだ。
　不安になったとき，こんな道具を使ってみよう。きっと不安な気持ちが消えていくよ。楽しみながらやってみよう！

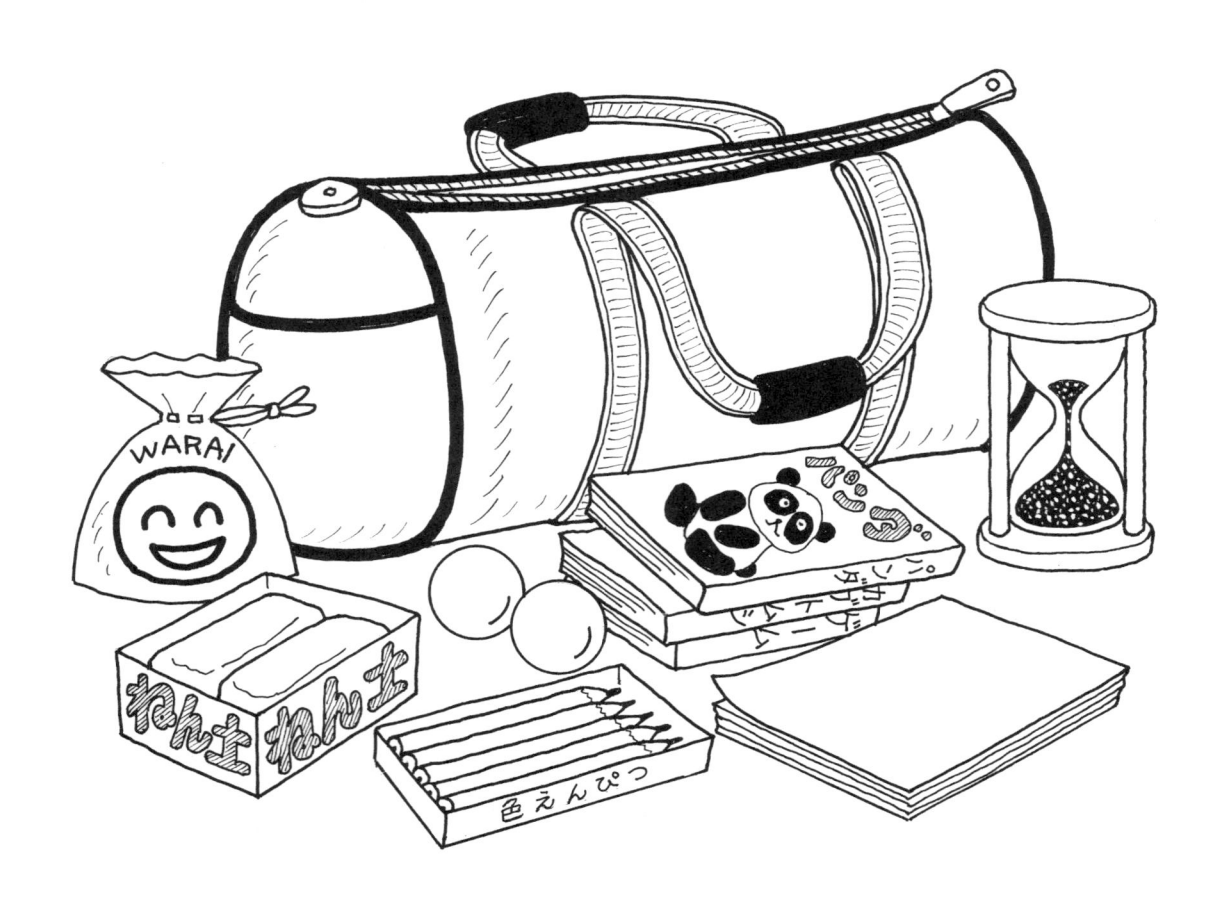

アクティビティ9

小学5年生〜高校生向け

不安に立ち向かおう

不安に打ち勝つための4つのステップを覚えよう

1 **まず問題としっかり向き合おう。**
   問題から逃げてはだめだよ。
2 **問題を受け止めて，対処(たいしょ)しよう。**
   問題は自然になくなることはないんだ。
3 **なにをするか決めよう。**
   頭を使ってよい方法を考えよう。必要ならこわがらずに人に助けてもらおう。
4 **実行しよう。**
   よい計画を立てて実行すれば，きっとよいことが起こるよ。
   計画を実行する勇気を持とう。

計画の立て方

きみを困(こま)らせている問題はこんなステップで乗りこえよう。

向き合おう → 受け止めよう
不安の原因(げんいん)になっている問題や状況(じょうきょう)について書いてみよう。

・ _____

決めよう → 実行しよう
問題や状況(じょうきょう)に対処(たいしょ)するいい考えをいくつか書いてみよう。

・ _____

・ _____

アクティビティ 10　　小学4年生〜高校生向け

ネガティブな考えを変えよう

「最悪だよ」「もうだめだ」「なんにもうまくいかないよ」……こんなふうに考えると，問題がかえって大きくなって，いやな気分や不安になるよ。

こんな役に立たない考え方が，気づかないうちに悪い習慣になってしまうこともあるんだ。すると無意識のうちに，ものごとを悪く考えてしまうんだね。

頭の中で無意識に起きる悪い考えは，ちっとも役に立たないんだ。

役に立たない考えで頭がいっぱいになると，みじめな気持ちになってしまう。こんな考えに気づいたら，すぐに捕まえて，退治してしまおう！

そして，もうネガティブで役に立たない考え方をしないようにするんだ。問題を解決したり，気分をよくする，前向きな考えに変えてしまおう。

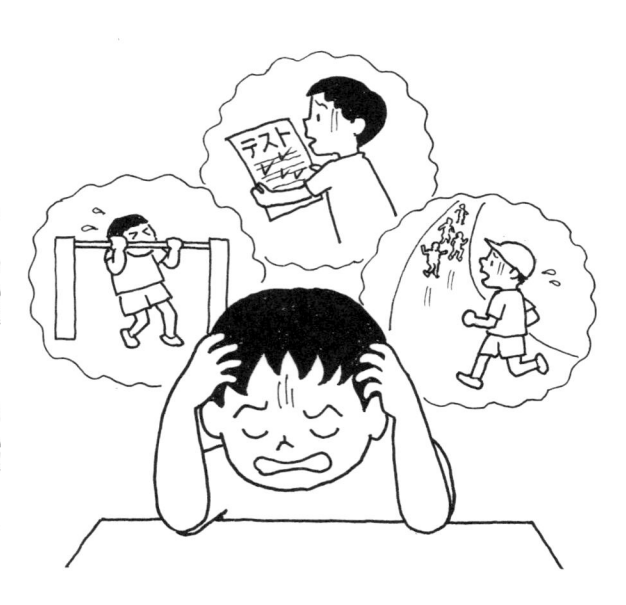

無意識に起こる悪い考えには，こんなものがあるよ。信じてしまう前に捕まえよう。自分にあてはまるものがあったら，マルで囲んでみよう。

1　最悪だよ
2　もうがまんできない
3　こわすぎるよ
4　うまく行かなかったら死んじゃうよ
5　できっこないよ

第2章　不安やストレスのある子のためのアクティビティ

6　今のままじゃ幸せになれないよ
7　いつまでたっても最低の気分だよ
8　これって，最低だね
9　どうしてできないんだろう？
10　こうなると思ったよ
11　こんなはずじゃなかったのに
12　なにをやってもうまくいかないよ
13　なにもかもめちゃくちゃさ
14　ぜったいムリ！
15　どうして自分だけがこんな目にあうんだろう

マルをつけたら，そんな風に考えないで，良い考えに変えてみよう！

アクティビティ 11

小学4年生〜高校生向け

自分の気持ちを表にしてみよう

毎日，自分の気持ちにを目を向けてみよう。毎日の気持ちを表にしていけば，そこになにかパターンが見えてくるだろう。うれしい気持ちや，いやな気持ちになるのは，どんなときなのか，どんなことが原因なのかが，わかるようになる。

また不愉快な気持ちが何日も続いて，スランプに陥ることがあるかもしれない。スランプに気づいたら，親や先生やカウンセラーにどうしたら気分が晴れるか相談してみよう。

2日たっても不愉快な気持ちが続いていたら，信頼できる人に，自分の状況と気持ちについて相談して助けてもらおう。

気持ちの表に，1日3回，そのときの気持ちを0から10の間で点数をつけよう。最後に3つの点を平均してみよう。（朝，昼，夜の3つの数字を足して3で割ろう。余りは無視してね）

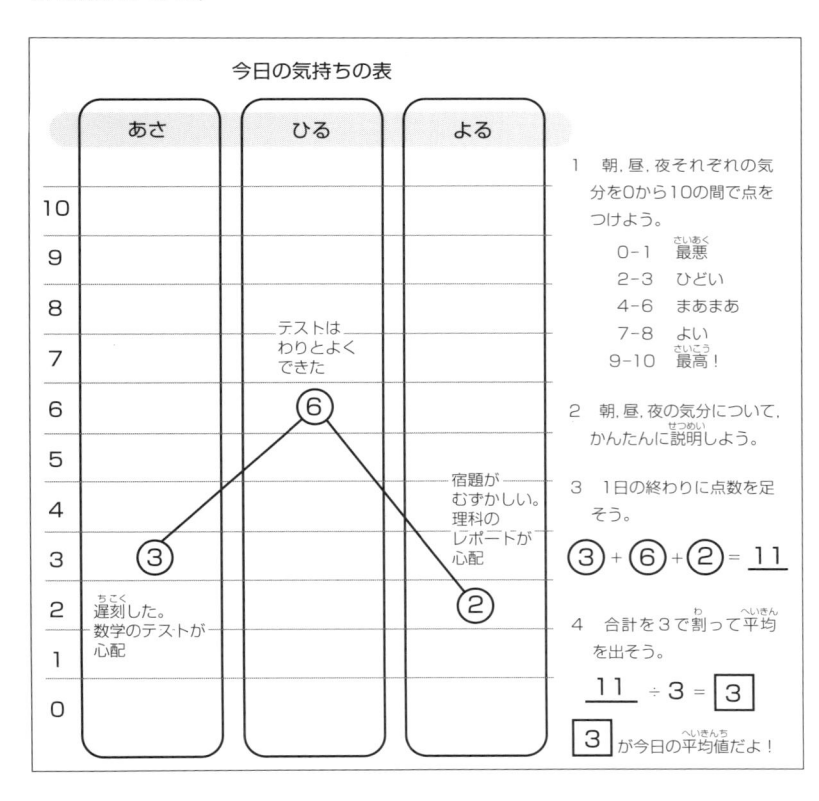

今日の気持ちの表

	あさ	ひる	よる
10			
9			
8		テストはわりとよくできた	
7			
6		⑥	
5			
4			宿題がむずかしい。理科のレポートが心配
3	③		
2	遅刻した。数学のテストが心配		②
1			
0			

1 朝，昼，夜それぞれの気分を0から10の間で点をつけよう。

　　0–1　最悪
　　2–3　ひどい
　　4–6　まあまあ
　　7–8　よい
　　9–10　最高！

2 朝，昼，夜の気分について，かんたんに説明しよう。

3 1日の終わりに点数を足そう。

　③ + ⑥ + ② = 11

4 合計を3で割って平均を出そう。

　11 ÷ 3 = ③

　③が今日の平均値だよ！

次のページの表を何枚かコピーして，何日か続けて記録してみよう。点数の低い日が続いたら，大人に相談しよう。不安やストレスに対処する方法や問題を解決する方法がわかってくれば，点数がきっと上がっていくよ。

第2章　不安やストレスのある子のためのアクティビティ

今日の気持ちの表

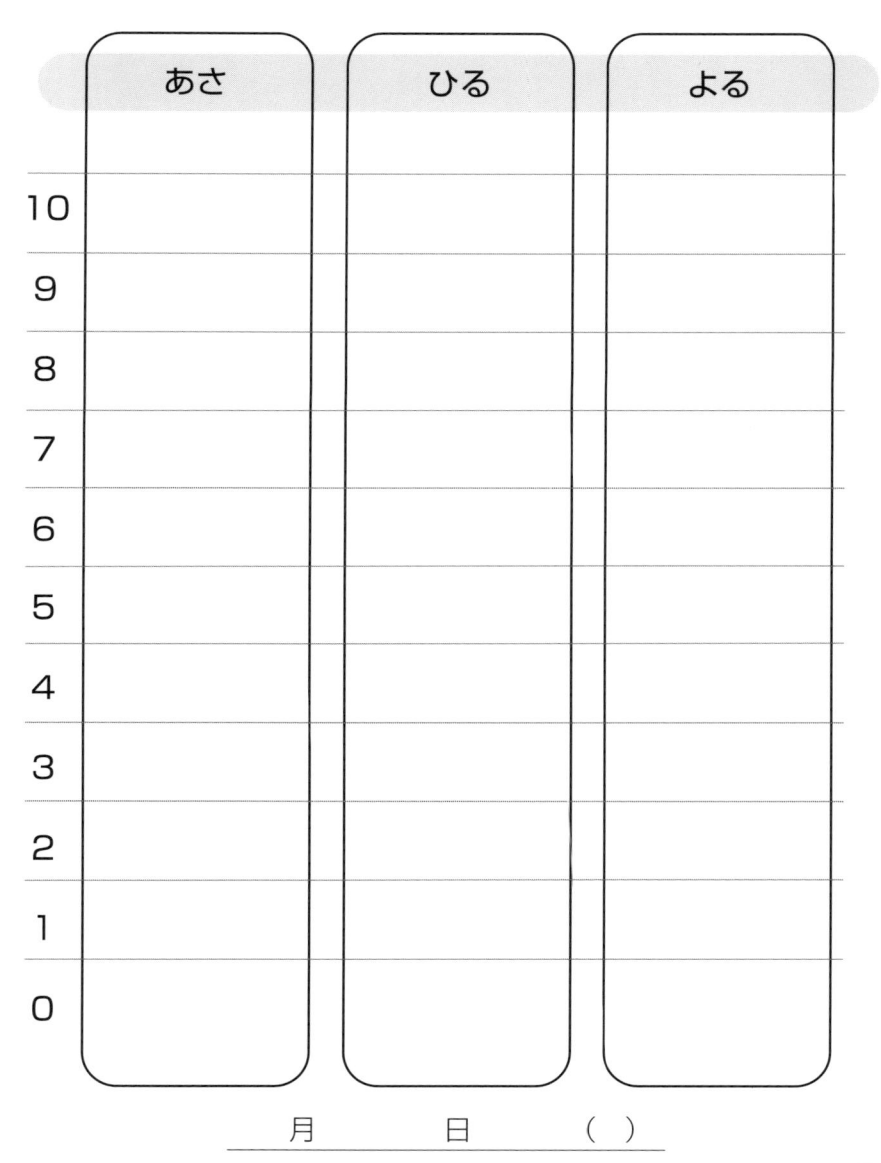

あさ	ひる	よる

10
9
8
7
6
5
4
3
2
1
0

月　　　日　　（　）

1　朝, 昼, 夜それぞれの気分を0から10の間で点をつけよう。

　0-1　最悪(さいあく)
　2-3　ひどい
　4-6　まあまあ
　7-8　よい
　9-10　最高(さいこう)！

2　朝, 昼, 夜の気分について, かんたんに説明(せつめい)しよう。

3　1日の終わりに点数を足そう。

○ + ○ + ○ = ___

4　合計を3で割(わ)って平均(へいきん)を出そう。

___ ÷ 3 = ☐

☐ が今日の平均値(へいきんち)だよ！

65

アクティビティ 12

小学4年生〜高校生向け

明るい考え方をしよう

　不安を乗りこえる一番いい方法は，考え方を変えることだよ。考え方には役に立つものも，逆にきみを傷つけるものもある。自分のことやできごとについての考え方には，明るい考え方と暗い考え方の2種類があるんだよ。

　暗い考え方をすると，自分のことが悪く思えるようになる。イライラして，いろいろなことが気になってしまう。

　でも反対に，明るい考え方をすれば自分のことがよく思えて，なんでも上手に処理できるようになるんだ。気持ちが安定していて，長い間，くよくよしたりすることもない。

　明るい考え方と暗い考え方の例を見てみよう。

できごと：クラスの前で発表しなくてはならない	
暗い考え方	明るい考え方
「きっと言葉に詰まってうまく話せないよ」	「ベストをつくそう。完璧でなくてもだいじょうぶさ」

できごと：はじめてのキャンプ旅行	
暗い考え方	明るい考え方
「一週間もぜったいムリだよ」	「勇気を出そう。きっとうまくいくよ」

　こういうふうに，自分に向かって話すことを，セルフトークというんだ。どんなセルフトークをするかによって状況は大きく変わる。自分のことをよく思うためには，よいことを考えるのが大切なんだ。よい考えは前向きな気持ちにしてくれる。今の状況について考えてみよう。それは，明るい考え方だろうか？　それとも暗い考え方？　その状況について，どんな明るい考え方ができるか，考えてみよう。

アクティビティ 13　小学4年生～高校生向け

気づいて，調べて，変えてみよう

　自分について，そして，自分に起きたできごとについて，どう考えるかが重要なんだ。実際のできごとよりも，それについての視点（ものごとをどう見るか）の方が大切なことがよくあるんだよ。

　親の離婚とか，引っ越しとか，からかいのように自分ではコントロールできないことも，たくさんあるだろう。でも，それについてどう考えるかは自分でコントロールできるんだ。

　考えることにはとても大きな力がある。なにかが起きたとき，上手に対処できるかどうかは，きみの考え方によって大きく違ってくるんだ。

自分の考え方に気づこう

　立ち止まって考えてみよう。時間を作って，自分の気持ちや考えに気づこう。

立ち止まって，自分にこんな質問をしてみよう

1　どうしてこんな気持ちになるんだろう？
2　この状況について，自分はどう考えているんだろう？

　たとえば，転校生になったところを想像してみよう。「なぜ，こんなにビクビクするんだろう？」それは，「だれも友だちになってくれなかったらどうしよう」と思っているからだね。「すぐ友だちができなかったら，サイアクだよ」と考えているんだね。

事実を調べよう

　さあ，つぎに事実はどうなのか，調べてみよう。その状況を，**ありのまま**見ているかどうか，自分にこんな質問をしてみよう。

・なぜそう思うのか，根拠はなんだろう？
・自分が嫌われると思う理由はなんだろう？　そんな理由なんて，ないはずだよ。
・すぐ友だちができないのは，そんなに最悪のこと？　本当の友情は，長い時間をかけて作っていくものだよ。

考え方を変えてみよう

　後ろ向きな考え方に気がつけば，その考え方を変えることができるんだ。状況をできるだけよい見方で見ることが大切だよ。これは前向きに考えるということなんだ。前向きに考えるために，自分にこんなことを聞いてみよう。

　・どうすれば，この状況について前向きに考えられるだろう？

　答「自分らしくしていればいいんだ。そして，仲よくなれそうな友だちやグループをみつければいいよ。」

できごと

例「転校」

自分の置かれた状況（今起きているできごと）：＿＿＿＿＿＿＿＿＿＿＿＿＿＿＿＿

＿＿＿＿＿＿＿＿＿＿＿＿＿＿＿＿＿＿＿＿＿＿＿＿＿＿＿＿＿＿＿＿＿＿＿＿＿＿＿

＿＿＿＿＿＿＿＿＿＿＿＿＿＿＿＿＿＿＿＿＿＿＿＿＿＿＿＿＿＿＿＿＿＿＿＿＿＿＿

自分の考え方に気づこう（後ろ向きな考えをしていないか考えてみよう）

例「サイアク！」「がまんできないよ」「もうだめだ」

自分の後ろ向きな考え方：＿＿＿＿＿＿＿＿＿＿＿＿＿＿＿＿＿＿＿＿＿＿＿＿＿

＿＿＿＿＿＿＿＿＿＿＿＿＿＿＿＿＿＿＿＿＿＿＿＿＿＿＿＿＿＿＿＿＿＿＿＿＿＿＿

＿＿＿＿＿＿＿＿＿＿＿＿＿＿＿＿＿＿＿＿＿＿＿＿＿＿＿＿＿＿＿＿＿＿＿＿＿＿＿

事実を調べよう（そう思う根拠はなんだろう？）

例「確かに難しい状況だけど，この世の終わりというわけではないよね。どうしようもないなんて，そんな根拠はどこにもないよ」

現実：＿＿＿＿＿＿＿＿＿＿＿＿＿＿＿＿＿＿＿＿＿＿＿＿＿＿＿＿＿＿＿＿＿＿＿

＿＿＿＿＿＿＿＿＿＿＿＿＿＿＿＿＿＿＿＿＿＿＿＿＿＿＿＿＿＿＿＿＿＿＿＿＿＿＿

＿＿＿＿＿＿＿＿＿＿＿＿＿＿＿＿＿＿＿＿＿＿＿＿＿＿＿＿＿＿＿＿＿＿＿＿＿＿＿

考え方を変えよう（できるだけ前向きに考えてみよう）
例「かんたんではないけど，きっとだいじょうぶだよ」「精一杯がんばってみるよ」
新しい考え方：_____
_____
_____

　この3つの方法を毎日の生活で活用しよう。自分の考え方を調べて，前向きに考えるようにしよう。

アクティビティ 14
小学4年生～高校生向け

まほうのスイッチで気分を変えよう

「匂う，味わう，見る，聞く，触る」という人間の五感は，頭と一緒に働くんだ。五感は脳に大切なメッセージを伝えるだけでなく，感情を作るのにも役立っているんだよ。そして，感情は過去の経験によって作られるものなんだ。

たとえば，犬を見たら，犬についての過去の体験を脳が思い出す。大好きな犬と遊んだよい経験かもしれないし，犬に追いかけられたり，かまれたりというような悪い経験かもしれない。

どんな経験かによって，楽しい気持ちや暖かい気持ちのような心地よい感情や，恐怖や心配のような不愉快な感情が起こるんだ。

脳にはとても優れた機能が備わっていて，昔同じようなことがあったときの感情を，再び呼び起こすことができるんだ。次のようなことが起きたら，どんな気持ちになるか考えてみよう。

できごと	どんな気持ち
海辺で波の音を聞く	
ハチが飛んできた	
運動をする	
学校に行く	
友だちとピザを食べる	

第2章 不安やストレスのある子のためのアクティビティ

　どう？　強い感情が起こるのに，気づいたかもしれないね。脳は，過去の感情を呼び戻すことができる。だから，脳と感覚の関係をうまく使えば，リラックスしたり，気分をよくすることもできるんだ。これを「まほうのスイッチ」と呼んでいるんだ。

　本当は，まほうなんかじゃないけど，まるでまほうのように，憂うつや不安や悲しい気持ちがすっかりなくなって，楽しい気持ちや落ち着いた気分になれるんだ。

　脳をコンピューターだと思ってみよう。これは頭の中に描いたイメージと，触感（触った感じ）を結びつけることのできる，特別なコンピューターなんだ。このコンピューターで，「まほうのスイッチ」をプログラミングしよう。それには，いくつかのステップがあるよ。

　まずはじめに，こんな気持ちになったらいいなと思うものをリストにしてみよう。たとえば，楽しい気持ち，落ち着いた気分，自信，のような気持ちを思い浮かべてみよう。

1 ＿＿＿＿＿＿＿＿＿＿＿＿＿＿＿＿＿＿＿＿＿＿＿＿＿＿＿＿＿＿＿＿＿＿＿＿
2 ＿＿＿＿＿＿＿＿＿＿＿＿＿＿＿＿＿＿＿＿＿＿＿＿＿＿＿＿＿＿＿＿＿＿＿＿
3 ＿＿＿＿＿＿＿＿＿＿＿＿＿＿＿＿＿＿＿＿＿＿＿＿＿＿＿＿＿＿＿＿＿＿＿＿

　次に，想像力を働かせて以前の楽しかったことや，これからしてみたい楽しいことを思い浮かべよう。そして，上に書いた気持ちのリストから，自分がなりたい気持ちを1つか2つ選んでみてね。

たとえば：ゆったりした気持ち，平和な気分

　こんな気分を思い出させてくれる楽しい経験や思い出を5つ以上考えて書いてみよう。

自分がなりたい気持ち	楽しい経験や思い出
ゆったりした気持ち 平和な気分	友だちと電話でおしゃべりする 山へハイキングに行く サイクリングをする 友だちとピザを食べる 好きなテレビ番組を見る

　こんなふうに自分の好きな気持ちと，自分の楽しい経験や思い出を書いてみよう。

自分がなりたい気持ち：＿＿＿＿＿＿＿＿＿＿＿＿＿＿＿＿＿＿＿

＿＿＿＿＿＿＿＿＿＿＿＿＿＿＿＿＿＿＿＿＿＿＿＿＿＿＿＿＿＿＿

楽しい経験や思い出（5つ以上書こう）：＿＿＿＿＿＿＿＿＿＿

＿＿＿＿＿＿＿＿＿＿＿＿＿＿＿＿＿＿＿＿＿＿＿＿＿＿＿＿＿＿＿

＿＿＿＿＿＿＿＿＿＿＿＿＿＿＿＿＿＿＿＿＿＿＿＿＿＿＿＿＿＿＿

　次にここに書いた，よい経験や思い出を触感と結びつけよう。これが「まほうのスイッチ」だよ。触感が「まほうのスイッチ」になるんだ。ひじを触ったときの感じや，ひざや腰に触れる感じなど，自分でスイッチになる触感を選ぼう。

　足や手の指を動かすのでもいいんだよ。**大事なのは，いつも同じところを同じ長さ触るということだけなんだ。**足の親指を3回動かしたり，ひじを3秒間触ったりというふうにね。いつも，同じやり方で「まほうのスイッチ」を使うことを忘れないようにね。あまり人に目立たないスイッチの方がいいね。

　さあ，自分の「まほうのスイッチ」を考えて，書いてみよう。

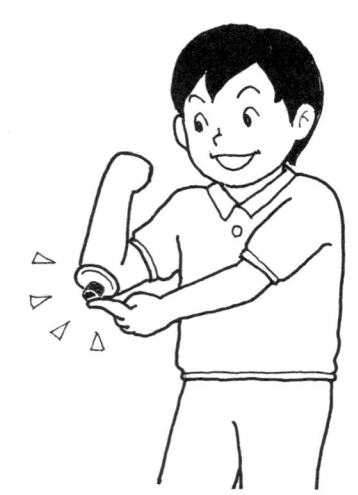

ぼく（わたし）のまほうのスイッチ

　まほうのスイッチを選んだら，さっき紙に書いたよい経験と組み合わせよう。
　まず，よい経験を1つ思い浮かべてね。いい気分になったら，まほうのスイッチを押すんだ。何度も，思い浮かべたり想像したりしてみよう。
　そして，いい気持ちが大きくなったら，まほうのスイッチを押すんだ。練習していると，どんどんいい気分になって，それが脳に刻み込まれるんだ。
　こうして，まほうのスイッチといい気持ちがつながれば，まほうのスイッチを押せば，

第2章　不安やストレスのある子のためのアクティビティ

いつでも一瞬のうちに気分がよくなるんだ。
　この練習を何日間か続けていると，たとえばこわい気持ちになっても，まほうのスイッチを押せば，ほんの一瞬で自分の好きないい気持ちに変えられるようになるよ。
　大切なのは練習！　練習すれば，まほうのスイッチが自然に入るようになる。いろいろな気持ちに合わせて，それぞれちがう，まほうのスイッチを作ることだってできるんだ。
　たとえばこんなふうに，まほうのスイッチと気持ちを組み合わせてみよう。

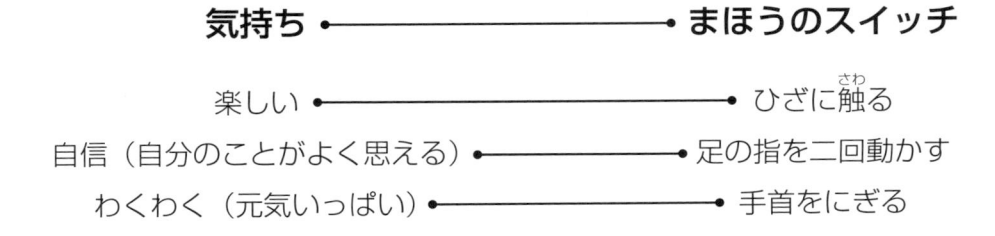

気持ち　●━━━━━━━━━●　まほうのスイッチ

楽しい　●━━━━━━━━━●　ひざに触る
自信（自分のことがよく思える）　●━━━━━━━━━●　足の指を二回動かす
わくわく（元気いっぱい）　●━━━━━━━━━●　手首をにぎる

　まほうのスイッチをいくつも持っている人もいるよ。まずはじめは，1つからやってみよう。それがうまく使えるようになったら，もう1つ作ってみよう。
　まほうのスイッチの作り方をまとめよう。この方法は，いやな気持ちを乗りこえるのにとても役立つ方法なんだ。

まほうのスイッチの作り方のまとめ

1　自分の好きな気持ちを思い浮かべよう。
2　そんな気持ちになれる楽しい思い出や，やってみたいと思うことを書いてみよう。
3　まほうのスイッチを決めよう。触り方や動作はいつも同じにしよう。
4　楽しい思い出やよい経験を頭の中に思い浮かべよう。いい気分が強くなってきたら，まほうのスイッチに触れよう。
5　4のステップをいつも練習すれば，まほうのスイッチといい気持ちが自然に結びつくようになるんだ。
6　いやな気分になったときに，まほうのスイッチを使ってみよう。いやな気分がさっと消えて，好きな気持ちになれるよ。

アクティビティ 15　　小学4年生〜高校生向け

心配ごとを仕分けしよう

人生の悩(なや)みをリストにしよう

　よい人生を送るためには，自分の心配ごとが自分にコントロールできるものか，そうでないかを決めることが大切なんだ。まずはじめに，今ストレスになっていることをリストにしてみよう。心配や不安なことを考えて，書き出そう。

1 _____
2 _____
3 _____
4 _____
5 _____

心配ごとを仕分けよう

　今度は，心配ごとを2つのグループにわけてみよう。自分でコントロール**できる**と思う心配ごとと，自分には変(か)えることが**できない**と思う心配ごとに仕分(しわ)けするんだ。

　次のページの図の中に，もう一度心配ごとを書いてみよう。今度は，自分でコントロールできると思うものを手前の箱の中に，そして，自分ではどうしようもないと思うものを，うしろの箱の中に書こう。

　たとえば，右の図のように。

うしろの箱
1. 親がお酒ばかり飲んでいる
2. お父さんが失業(しつぎょう)した
3. 家族がみんな悲(かな)しんでいる
4. 親が離婚(りこん)する

手前の箱
1. 宿題をしなくちゃ
2. もっと睡眠(すいみん)をとらなくちゃ
3. イライラしても，怒(おこ)らないようにしたい
4. もっと友だちを作りたい

第2章　不安やストレスのある子のためのアクティビティ

うしろの箱

手前の箱

うしろの箱に入れたから，もう関係ないとか，このままでもいいというわけではない。うしろに置いた心配事は，これからもずっと続く心配事かもしれない。時間がたって解決するかもしれないし，そのうち状況が変わるかもしれない。でも，今きみが何かをしても，変えられる問題ではないんだ。

　手前の箱に入れた心配事は，きっときみの努力で変えることができるものだよ。だから手前の箱に入れた心配事にだけ力を注げばいいんだね。

自分にこんな質問をしてみよう

1　自分が本当に変えたいと思うのはどんなことだろう？

_____

_____

2　自分の努力を励まして勇気づけてくれる人は，だれだろう？

_____

_____

3　本当に自分が欲しいものを手に入れたり，なにかをやり遂げるためには，まずどんなことができるだろう？　3つ以上考えてみよう。

・_____

_____

・_____

_____

・_____

_____

_____

　親や先生やカウンセラーに相談しながらやってみよう。

　自分1人でも問題を解決することはできるかもしれないけど，信頼できる大人に計画を見てもらえればもっと効果的だよ。

　自分でコントロールできることに集中しよう。がんばろう！

アクティビティ 16　　小学5年生〜高校生向け

体の反応（はんのう）に目を向けよう

ストレスカード
　ストレスカードを見たことがある人もいるだろう。ストレスカードは，体の反応でストレス度を計るものだよ。不安や怒りなどの強い感情を持つと血液が体の中に集まって，その結果，手が冷たくなるんだ。大きなストレスがあると，手ににぎったストレスカードが黒くなる。気持ちが落ち着いていると，ストレスカードは青い色になる。
　ストレスカードはふつうの室温で使おう。カードの裏にストレスや怒りをコントロールする方法が書かれていれば試してみよう。

ストレス地図
　まず体のりんかくを紙に書いてみよう。いつもストレスを感じる場所はどこか，よく考えて，その部分に色をぬろう。
　たとえば，肩，手，胸，お腹，頭などにストレスを感じるという人もいるだろう。どこにストレスを感じるか，体の反応に注意しよう。
　どこかにストレスを感じたら，それは体がきみに「ゆっくりリラックスしよう」と伝えていることなんだ。体はストレスがあるとちゃんと教えてくれるようにできている。だから，体の言っていることに耳を傾けるのは大切なことなんだよ。

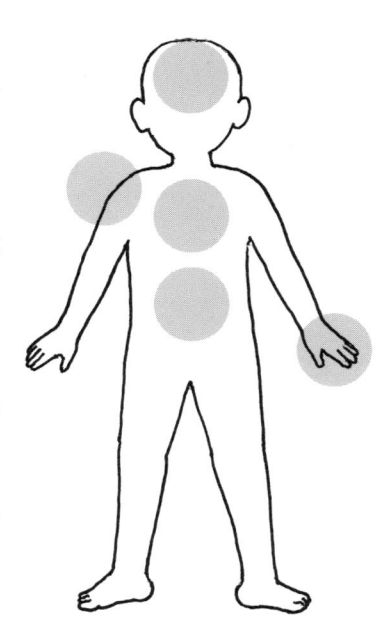

試してみよう
　ふだん不安になるようなことを想像してみよう。次にきみがその問題を上手に解決するところを思い浮かべよう。自分について前向きに考えよう。
　どんなことを言ったりしたりすれば，問題をコントロールできるだろう？　この方法を使って，問題を解決する練習をいつもしてみよう。

アクティビティ 17　　小学5年生～高校生向け

別の見方をしたり，考え直したりしてみよう

　心配事は現実（げんじつ）には起こらないことが多いんだ。だから，悪い考えや後ろ向きな考えが頭をよぎったら，**考え直してみればいいんだ。**

　心配するのも，よく考えるのも自分次第（しだい）なんだよ。時間とエネルギーをどう使うかは，きみ自身が決めることなんだ。

　考え直すというのは，もう一度そのことについて，なにをしたらよいのか，どうすれば前向きに考えられるのかを考えてみることなんだ。

　自分の考えをコントロールしよう。後ろ向きな考えはやめて，前向きな考え方をしよう。

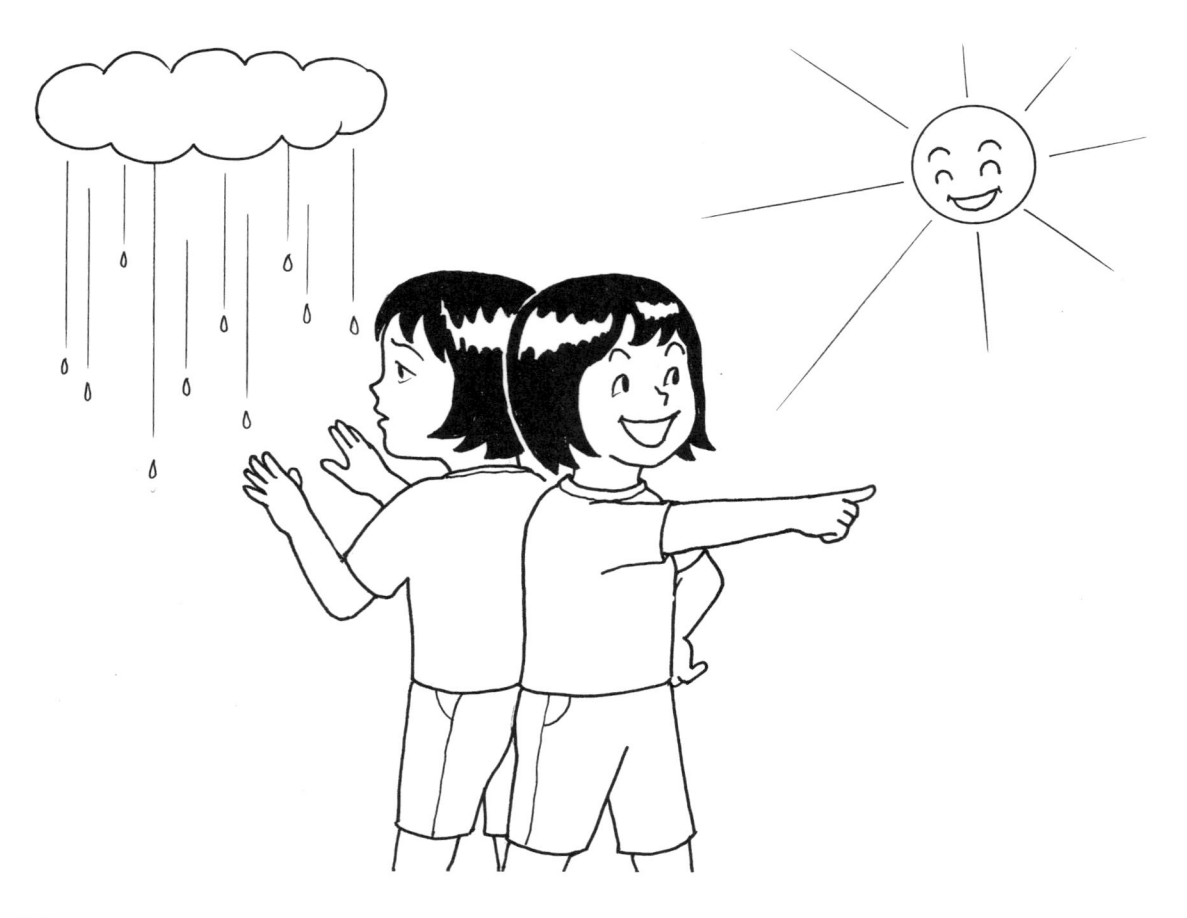

アクティビティ 18

小学4年生〜高校生向け

ウソの警報にだまされないようにしよう

　脳の働きを知ることも大切だよ。嵐が猛スピードで近づいてきたり、毒ヘビが近くにひそんでいたりすると、脳が危険を知らせて、きみを守ろうとしてくれるんだ。

　でも、ときどき、脳の出す警報が、ウソの警報のことがある。脳内の化学物質のバランスがくずれると、そういうことが起こるんだ。

　すると、本当は危険ではないのに心配になったりこわくなったりするんだ。

　たとえば、特に理由もないのに学校に行くのがこわいと思うようにね。安全なのに自分の部屋で眠るのがこわいという人もいるだろう。

　ウソの警報が鳴り出したら、止めなくてはならないよ。「これはウソの警報だから、だいじょうぶなんだ」と自分に言い聞かせたり、前向きな考え方や明るい考え方をし続ければ、ウソの警報は鳴り止むだろう。

　もし、努力しても鳴り止まないようなら、お医者さんに相談してみよう。お医者さんによる薬の治療や、カウンセリングも役に立つんだ。

アクティビティ 19　　小学 5 年生〜高校生向け

考えてから行動しよう

　感情（かんじょう）はとても特別で大切なものだけど，きちんとコントロールできないと大きな問題を起こすことがあるんだ。

　もし，きみが怒（いか）りに人生をまかせてしまったら，だれも近寄（ちかよ）ってこなくなるだろう。もし，恐怖（きょうふ）に人生をまかせてしまったら，どこにも行けなくて，ふつうのことが何もできなくなってしまうだろう。

　感じる→行動する→考えるのパターンで行動すると，問題が起こるんだ。

　たとえば，ばい菌（きん）がこわいと思う人は，ちゃんと考えないで外に行くのをこわがるようになり，いつも手を洗（あら）ってばかりいるようになってしまう。

　そうすると，心配が大きくなりすぎて，はっきり考えられなくなるんだ。そして感情（かんじょう）に乗っ取られてしまう。

　でも，そのパターンを変えればいいんだ。「考える」と「行動する」の順番を入れ替（か）えて，**感じる→考える→行動する**にすればいいんだ。

　さっきの例で考えてみよう。ばい菌（きん）がこわいと感じたら，行動する前に考えよう。「外にはばい菌（きん）がいっぱいだけど，ふつうに行動してもだいじょうぶだよ。食事の前に手を洗（あら）えば問題ないよ」と考えるんだ。

　このように前向きに考えれば，楽しく過（す）ごすことができるんだ。

忘（わす）れないで！
どんな気持ちもふつうのことだよ
いつも，前向きに明るく考えて
賢（かしこ）く行動しよう

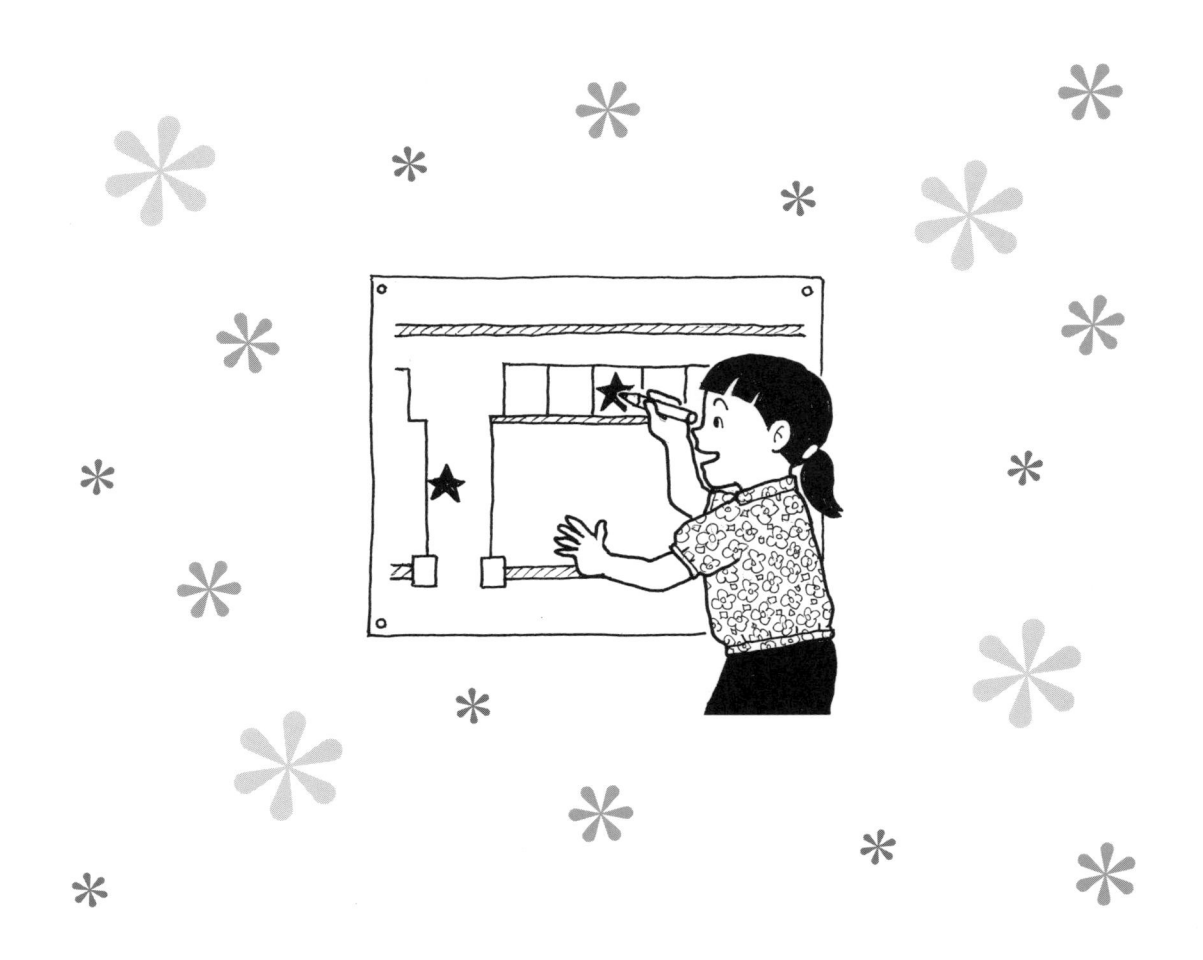

第3章
よくある恐れに立ち向かう方法

　前章で紹介したのは，一般的な不安についての対策です。様々な状況での様々な不安に対応するのに役立つ方法です。
　この章では，具体的な不安に焦点をあてました。よく子どもに見られる不安や恐れについて，いくつかの対処法を記しました。

1 自分の部屋で1人で寝られないきみへ

やってみよう：寝袋ごっこをしてみよう

　もしきみが，まだ親と一緒の部屋で寝ているのなら，そろそろ自分の部屋で寝てみようよ。自分の部屋の方が好きなものが置いてあるから，楽しいに決まってるよ。
　寝袋ごっこをしてみよう。寝袋がなければ，毛布を体にぐるぐる巻きつけるのでもいいよ。親の寝室で，きみの部屋に一番近いところに，寝袋か毛布を置いて寝てみよう。1日か2日おきに，寝袋の位置を少しずつ，自分の部屋に近づけていくんだ。すると，いつの間にか，自分の部屋で寝られるようになるよ！

やってみよう：ペットと一緒に寝てみよう

　犬でも猫でも，ハムスターでもギニーピッグでもいいんだ。自分の部屋でペットと一緒に寝てみよう。ペットがそばにいると安心するし，楽しいことが考えられるんだ。5の「まほうの時間」も見てね。きっと，もうこわくなくなるよ。

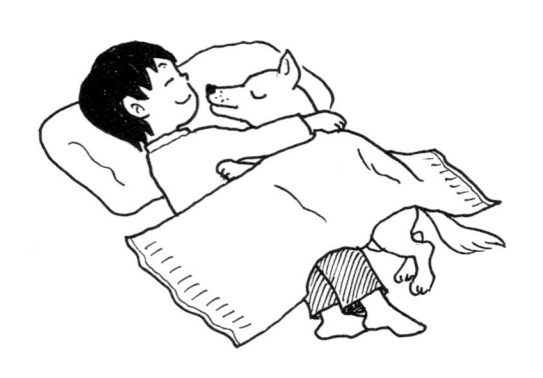

2 暗いところがこわいきみへ

やってみよう：電気を少しずつ暗くしよう

　光の明るさを調節できるスタンドを買ってもらおう。
　毎晩，少しずつ灯りを暗くしてみよう。じきに暗いところがこわくなくなるよ。

やってみよう：4つの感覚を使おう

　暗いところでは「見る」以外の4つの感覚を使おう。目の見えない人は，毎日の生活の中で，聞く感覚や触る感覚をとてもよく使っているんだ。
　きみも夜ふとんに入ったら，周囲の音に耳をすましてみよう。家族の足音や何かしている音が聞こえたら安心だね。なにもこわいことはないよ。

音楽やラジオを聞くのもいいね。好きな毛布やぬいぐるみを抱いて寝るのもいいだろう。

やってみよう：キャンプごっこをしよう
自分の部屋でキャンプごっこをしてみよう。キャンプには懐中電灯が必要だね。こわくなったときだけ懐中電灯をつけて，なにも異常がないことを確かめよう。

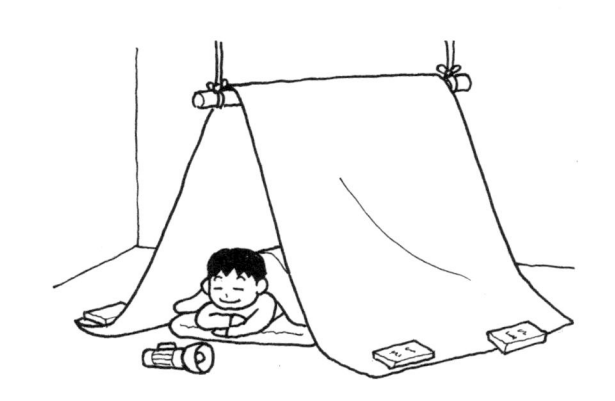

3　お化けがこわいきみへ

やってみよう：スプレーと懐中電灯でお化けを退治しよう
「お化け退治スプレー」を親に作ってもらおう。寝る前に自分の部屋全体ににスプレーをするんだ。ときどき懐中電灯で，もうお化けがいないことを確かめよう。

やってみよう：安心プランを立てよう
安心プランを作ろう。絵に描いてもいいね。こわい気持ちに打ち勝つためのアイディアをたくさん書こう。
たとえば，ナイトライトをつけておくとか，ふとんの周りにぬいぐるみを並べておくとか，特別の毛布で寝るとか，こんなアイディアを使えばいい夢が見られるよ。

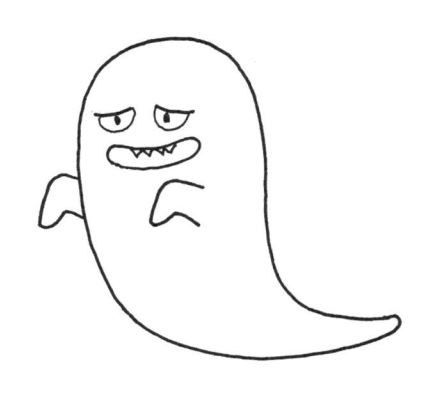

やってみよう：お化けの絵を描こう
お化けの絵を描いて，信頼できる大人に見せて話し合ってみよう。そうすればきっと，お化けなんてそんなにこわくないものだと気がつくだろう。
それにきみは，その「お化け」にひどいことをされたこともないだろう？　心配しなくてもだいじょうぶ！　きみは安全だよ！

やってみよう：お化けなんていないと信じよう
　お化けなんて頭で考えているだけで，本当はいないんだよ。お化けのことなんか考えないで，そのかわりに，楽しいことや行きたいところのことを考えてみようよ。きっといい夢が見られるよ。

4　やることが多すぎて心配なきみへ

やってみよう：今，大切なことだけをしよう
　しなくてはいけないことを全部リストにしてみよう。その中から，今すぐしなくてはいけないことや重要なことを選んでマルをつけよう。マルをつけたものから，していけばいいんだよ。

やってみよう：心配リストを作ろう
　心配事を全部リストにしてみよう。次に，心配事を2つのグループに分けるんだ。
　グループ1は，自分ではどうしようもないことだよ。たいていの心配は，現実にはならないんだ。
　グループ2は，自分でどうにかすることができる心配事だよ。重要なものから順番をつけていこう。グループ2の最後の心配事はあとまわしにして，大事なことから先に解決していこう。

5　1人になったり，親から離れるのが不安なきみへ

やってみよう：「まほうの時間」ごっこをしてみよう
　ちょっとの間だけ，1人でいる練習をしよう。たとえば，1人で自分の部屋へ行ってみよう。1分とか2分とか「まほうの時間」を決めて，その時間だけやってみよう。
　腕時計やタイマーを使うといいね。決まった時間が終わったら，大人に来て知らせてもらおう。3分，4分，5分，10分と少しずつ時間をのばしていけば，長い間1人でいても平気になるんだ。まるでまほうみたいにね！

第3章　よくある恐れに立ち向かう方法

やってみよう：離れているときには，なにか楽しいことをしよう
　家族や仲のよい友だちと離れているときにすることの計画を立てよう。時間があっという間に過ぎるような，楽しいことがいいね。
　お気に入りのゲームをしたり，テレビを観たり，スポーツをしたり，音楽を聞いたり，絵を描いたり好きなことをしてみよう。

6　学校がこわいきみへ

やってみよう：学校の地図を作ってみよう
　学校の入り口から教室までの地図を描いてみよう。教室に行く途中のポイントを決めて，そこまで1人で行ってみよう。
　たとえばはじめは，校舎の入り口まで1人で行ってみよう。そこから先は先生かカウンセラーに一緒に行ってもらえばいいんだよ。
　毎日少しずつ，ポイントを教室に近づけて行こう。どんなふうに進歩したかを，地図に書き込もう。そのうち教室まで1人で行けるようになって，学校が楽しくなるよ。

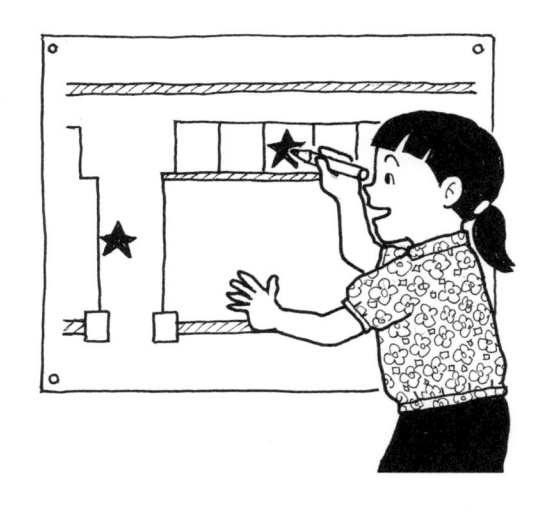

やってみよう：友だちと待ち合わせよう
　学校で楽しいのは，友だちができることだね。不安で学校に行けなくなると，友だちに会えなくてさみしいよね。
　そんなときは，友だちに電話して，学校で待ち合わせるようにすればいいよ。友だちに支えてもらうんだ。楽しいことができるようになれば，学校もそう悪くないと思えるようになるよ。

やってみよう：少しずつ学校に慣れよう
　一日中，学校にいられないと思ったら，少しずつでもいいんだ。
　お医者さんやカウンセラーにきみに合うスケジュールを作ってもらおう。数分でも，1

つの授業だけでもいいから自信が持てるようなスケジュールで始めてみよう。そして少しずつその時間を長くしていこう。

うまくいき始めたら、もうだいじょうぶ。自分でも驚くほど早く、ふつうのスケジュールに慣れることができるよ。短い時間しか学校に行かないときは先生と相談して、家で宿題や勉強ができるようにしよう。

7 テストが不安なきみへ

やってみよう：たかがテストだと思おう

たかがテストだよ。一生懸命勉強して前向きに考えて、ベストを尽くせばいいんだ。

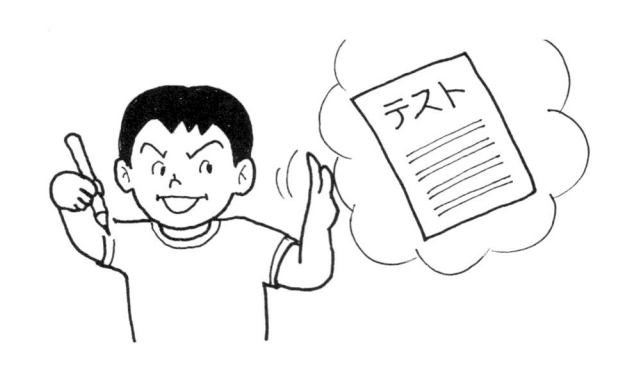

やってみよう：ボウマン博士のテストバスター

サウスカロライナ大学のロバート・ボウマン博士は、テストの不安感についてたくさんの研究をしたんだ。テストの前に不安になるのはふつうのことだけど、あまり心配しすぎると、ちゃんと考えられなくなる。

ボウマン博士はテストバスターになるために4つのヒントを教えてくれたよ。（出典：Dr. Bowman, 1987）

◆**テストにそなえよう**

大きなテストの前にはよく寝て、しっかり朝ごはんを食べて、そしてもちろん勉強もしよう。

◆**テスト・モンスターをやっつけよう**

ちゃんと考えてみればわかることだけど、テストは、しょせんテストでしかないんだ。だから、ベストを尽くしさえすればいいんだよ。

前の章の「アクティビティ12」のように、前向きに考えよう。「アクティビティ3」

第3章　よくある恐れに立ち向かう方法

の方法でリラックスしたり深呼吸をしたりしよう。「アクティビティ7」の不安を追い出すプランもいいね。頭と体からストレスを追い出せば、テストがもっとよくできるようになるよ。

◆ベストを尽くそう

　テストに気持ちを集中させよう。きみはかしこいし、しっかり勉強もした。自分の持っている力を100%発揮するんだ！

　スポーツで全力を出すように、テストにも全ての力を出そう。それだけでいいんだ。それだけで、きみは自分を誇りに思えるよ。最高点がとれなくても、誠心誠意がんばったら満足していいんだ。

　なんでも完璧にできる人なんていないけど、だれにでも得意なことはある。自分の強みを見つけて、それをみがこう。テストが得意でなくても、ベストを尽くせばいい。リラックスして全力を出せるようになれば、きっと点が上がるよ。

◆テストのコツをつかもう

・選択式（いくつかの答えから1つ選ぶ方式）のテストなら、まず、あり得ないと思う答えを消そう。

　それから、残りについてゆっくり考えよう。すると正しい答えがはっきり見えてくるだろう。わからなければ、勘を働かせよう。正しいと感じた答えが、きっと正解だよ。

・1つの問題につっかえたら、次の問題に移ろう。あとで、またその問題に戻って取り組めばいいんだ。少し時間を置くと問題がもっとはっきり見えて、答えが簡単に見つかることがあるんだ。

・テストをやり終わったら、不注意なまちがいがないかどうか、最後に必ず見直そう。国語なら漢字や句読点、算数なら計算まちがいや小数点の位置などに注意しよう。全部の問題に答えたかどうかもチェックしよう。

・答えを書き始める前に、テスト全体をざっと読んでみよう。解答の鍵がピンときたら、そのヒントをちょっとメモしておいて、あとで問題を解くときに使おう。かんたんな問題から始めて、難しい問題はあとまわしにしよう。

・文章問題のときは,まず答えのポイントを考えて,メモしておこう。文章にするときに,そのポイントを1つずつ入れていこう。

・作文は,はじめの段落に自分が言いたいことの主旨を書こう。あとは,そのことについて,くわしく説明していけばいいんだ。

8 学校でいじめられるのがこわいきみへ

やってみよう:相談しよう

先生やカウンセラーに話してみよう。いじめに1人で立ち向かう必要はないんだ。生徒みんなの安全を守ることは,学校の仕事なんだよ。いじめは学校に対処してもらおう。

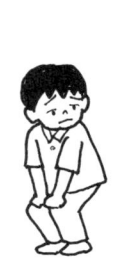

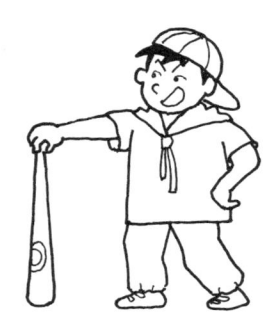

やってみよう:友だちを作って,自分を信じよう

いじめの標的にされないように,よい友だちを作って,できるだけみんなと一緒にいるようにしよう。背筋を伸ばし,人の顔をちゃんと見て自信を示そう。そうすれば,いじめの標的にされないようになるよ。

9 ばい菌や病気がこわいきみへ

やってみよう:少しずつ慣れよう

ばい菌のいそうなところや,ばい菌がうつりそうな場所について考えてみよう。ほとんどの物や場所は本当は安全なんだ。

お店に行ったり,バスに乗ったり,泥を触ったりしても病気にならない確率の方がずっと高いんだよ。ばい菌や病気がこわくて,どこへも行けなくなったり,ふつうのことができなくなったりすると,なにもできなくなってしまうよ。

第3章　よくある恐れに立ち向かう方法

　もしきみが，パーティーや大勢の人の集まるところに行くのがこわければ，少しずつ慣れていこう。まず友だちの家へ遊びに行ってみよう。それから2,3人の友だちと短い間，遊んでみよう。少しずつ人数を増やしていって，大きいグループと一緒に活動できるようにしよう。少しずつ，少しずつ増やしていくことが大事なんだ。自分の安全圏から，ゆっくりと，でも確実に外へ出て行けるようにね。

やってみよう：*短い時間だけやってみよう*

　いつも手を洗ってばかりいる人は手を洗いたいという気持ちに，ちょっとの間だけ逆らってみよう。そして少しずつ，その時間を数分から数時間というように長くしていくんだ。
　ある場所に行くのがこわいなら決めた時間だけそこに行ってみよう。何度もくり返して時間を長くしていこう。

10　災害や犯罪がこわいきみへ

やってみよう：*情報を集めよう*

　今なにが起きているかを調べて，そのことについて信頼できる大人や友だちと話し合ってみよう。自分の気持ちや考えについて話すのはいいことだよ。
　それから，ふだんの生活に戻るように努力しよう。楽しいことやリラックスすることをしよう。ふだんの生活に自分のエネルギーを向けるようにしよう。

やってみよう：*確率を考えてみよう*

　実際に災害や犯罪に巻き込まれる可能性はとても低いんだ。冷静に考えてみよう。そしてできるだけ，ふだんどおりに毎日を過ごそう。

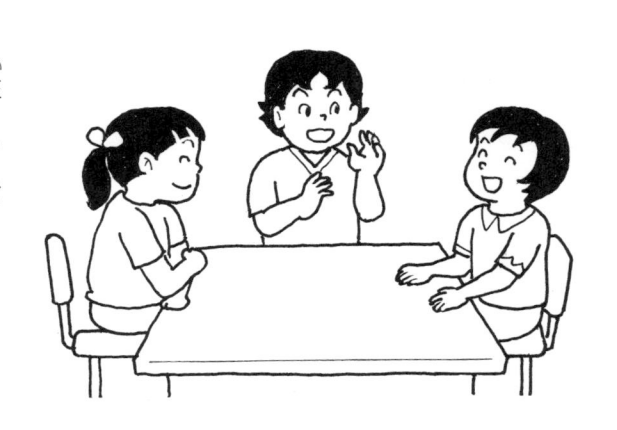

11 友だちを作るのが不安なきみへ

やってみよう：友だち作りの4つのステップ

友だち作りの4つのステップを試してみよう。よい友だちが1人か2人いれば，人と関わったり，人と一緒になにかをしたりすることが楽しくなるよ。

◆相手の出している信号をキャッチしよう

よい信号を出している人を見つけよう。親切そうな人，友だちになってくれそうな人をさがすんだ。にっこり笑いかけてくれる人や，思いやりのありそうな，きみとなにか共通したものがありそうな人を見つけよう。

◆話しかけよう

きみは恥ずしがり屋かもしれない。でもよい信号を出している相手に，近づいて話しかけてみようよ。なにか質問したり，相手をほめたりするところから始めてみよう。

◆時間をかけよう

友だちになれるかどうか，少し時間をかけて見てみよう。もしだめなら，また，ほかによい信号を出している人をさがせばいいんだ。こうすれば，きっと友だちができるよ。

◆友だち関係を保とう

友だちになれたら，よい関係を保てるように努力しよう。相手のためになにかをしたり，相手からなにかをしてもらったり，本当の意味のよい友だちになろう。

やってみよう：小さいことを少しずつしてみよう

人間関係が不安な人は，相手にどう思われるかが心配なんだ。自分が非難されているかもしれないと思うと，だれだって不安になるよね。

でも不安になりすぎることはないんだ。不安を乗りこえるために，自分に自信を持とう。自分にできることから始めよう。そして，少しずつ人との関わりを増やしていけばいいんだ。あいさつしたり，冗談を言ったり，そのうちクラスの前で発表したりできるようにね。

第3章　よくある恐れに立ち向かう方法

12　動物がこわいきみへ

やってみよう：少しずつ慣らしてみよう

　自分の恐怖心に少しずつ向き合ってみよう。時間をかけて，近所の安全で人なつこい犬のようなペットに，信頼できる大人と一緒に少しずつ近寄ってみよう。
　この次はどのくらい近づくか，自分で決めればいいんだ。そのうちペットに触れるようになって，それから，一緒に遊べるようになるよ。自分の安全圏から少しずつ外へ出てみよう。

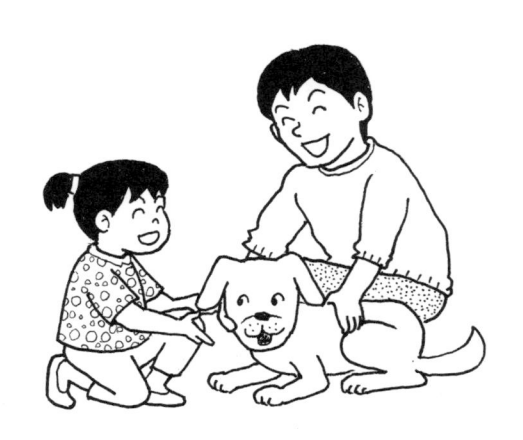

やってみよう：働く動物に触れてみよう

　盲導犬のような動物を学校につれてきて，話をしてくれるプログラムがないか先生にたずねてみよう。

やってみよう：少しずつ近づこう

　安全な動物を，囲いの中に入れてもらって，少しずつ近寄ってみよう。近寄ることができたら，今度は，少しずつ時間を長くしてみよう。そのうち，きみはその動物と友だちになれるよ。

13　せまいところがこわいきみへ（閉所恐怖症）

やってみよう：宝探しをしよう

　狭いところやきゅうくつな場所に，宝を隠してもらって宝探しをしよう。はじめは，すぐに見つかるように隠してもらおう。
　そのうち，だんだん長い時間かけないと見つからないようにしてもらおう。何週間か続けてやってみよう。

やってみよう：友だちにコーチになってもらおう
　狭いところに入るときは，友だちや大人に一緒に行ってもらおう。そして，狭いところはこわくないと励ましてもらえば心強いよ。

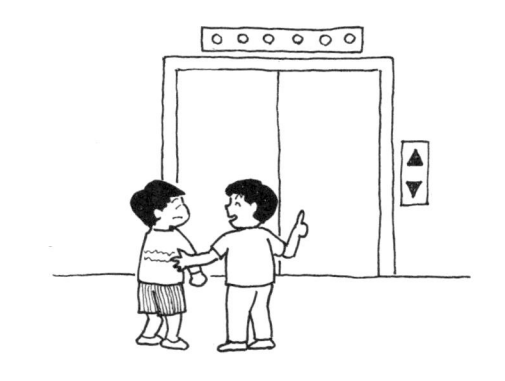

14　親がいなくなったり，帰ってこないのではないかと不安なきみへ

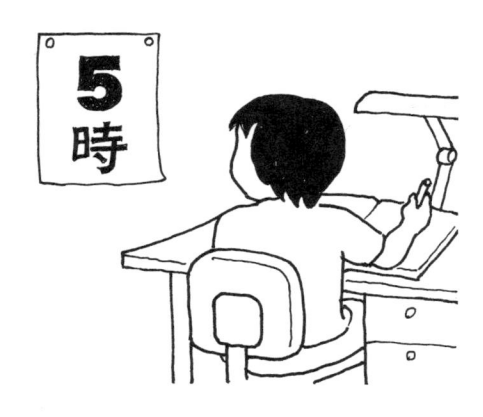

やってみよう：親の帰る時間を決めて書いておこう
　親が仕事や用事から帰ってくる時間を紙に書いたり，時計に印を付けておこう。時間通りに帰ってくることがわかれば，もう心配しないようになるよ。

やってみよう：親の大切なものを預かっておこう
　親にとって大切なもの，たとえば好きな本や大切な写真などを預かっておこう。親は必ず戻ってくるよ。それまで大切なものを大事にして待っていよう。

15　失敗するのが心配なきみへ

やってみよう：だれにでも失敗はあるよ
　だれでもまちがったり，失敗することがあるんだ。それに，失敗からは多くのことが学べるんだ。次はどうすればうまくいくかもわかるようになる。

イチロー選手だって，ヒットが打てるようになるまでには，何度も失敗しただろう。イチローは今では最高の野球選手だ。きみも前向きに考えよう！

やってみよう：*成功を記録しよう*
　やった！　と思ったら，書いておこう。なにかすごいことを成しとげたら，日記に書こう。テストでAを取ったり，徒競走で1等になったり，演奏会をしたり。成功したことがたくさん積もって，失敗したことよりもずっと多くなるんだ。

おわりに

　この本で紹介したアイディアは,きっときみの役に立つよ。全部を試すのは無理かもしれないけど,自分に合うと思うものをいくつか選んで,それを使ってみよう。努力すればきっとちがいが出るよ。ベストを尽くせば,よいことが起きるんだ。きみの成功を祈っているよ!

転用文献一覧

p. 56 アクテビティ 6, p. 58 アクテビティ 7, p. 62 アクテビティ 10, p. 64 アクテビティ 11, p. 66 アクテビティ 12, p. 67 アクテビティ 13, p. 70 アクテビティ 14, p. 74 アクテビティ 15

(Frank, K. and Smith-Rex. S., (1996), *Getting Over the Blues: A Kid's Guide to Understanding and Coping with Unpleasant Feelings and Depression.* Minneapolis, MN: Educational Media より許可を得て転用)

著者紹介

キム・ティップ・フランク

25年以上にわたり，公立学校のスクール・カウンセラーとして，またセラピストとして活動。プレイセラピーの権威としても知られる。ADHD，不安障害，うつ，ソーシャルスキル，グリーフ（悼み）などについて全米で講演を行い，10冊以上の著書がある。2人のティーンエイジャーの父親。

訳者紹介

上田勢子

東京生まれ。1977年，慶應義塾大学文学部社会学科卒。79年より，アメリカ・カリフォルニア州在住。写真評論に従事しながら，児童書，一般書の翻訳を数多く手がける。
主な訳書に『自閉症スペクトラムの子どものソーシャルスキルを育てるゲームと遊び』『子どもに必要なソーシャルスキルのルールBEST99』（共に黎明書房），「子どもの認知行動療法─だいじょうぶ─シリーズ」全6巻（明石書店），『私たちが死刑評決しました。』（ランダムハウス講談社），「子どものセルフケアガイド」全2巻（東京書籍），「学校のトラブル解決シリーズ」全7巻，「心をケアする絵本」シリーズ3点（共に大月書店）などがある。

＊イラスト：岡崎園子

不安やストレスから子どもを助けるスキル＆アクティビティ

2013年4月15日 初版発行	訳 者	上 田 勢 子
	発行者	武 馬 久 仁 裕
	印 刷	藤 原 印 刷
	製 本	協 栄 製 本

発 行 所　　　株式会社 黎 明 書 房

〒460-0002 名古屋市中区丸の内3-6-27 EBSビル ☎ 052-962-3045
　　　　　FAX 052-951-9065　振替・00880-1-59001
〒101-0047 東京連絡所・千代田区内神田1-4-9 松苗ビル4F
　　　　　☎ 03-3268-3470

落丁本・乱丁本はお取替します　　　　　　ISBN978-4-654-01885-7
2013, Printed in Japan

子どもに必要な
ソーシャルスキルのルール BEST99
スーザン・ダイアモンド著　上田勢子訳
B5・127頁　2500円

学習障害，自閉症スペクトラム，感情面に問題を持つ子が社会生活を上手に送るためのルールが身につく本。2012年NAPPA（アメリカの優秀な子育て本に与えられる賞）銀賞受賞。

自尊感情を持たせ，きちんと自己主張できる子を育てる アサーショントレーニング40
リサM.シャーブ著　上田勢子訳
B5・104頁　2700円

先生と子どもと親のためのワークブック　上手に自己主張できるようになるための，楽しくできる書き込み式アクティビティ40種を紹介。グループでも1人でも，教室でも家庭でもできます。

先生が進める子どものための
リラクゼーション
―授業用パワーポイントCD・音楽CD付き
田中和代著　A5上製・64頁　2500円

「となりのトトロ」「星空につつまれて」を聞きながら心も体もリラックス！　効果のあるリラクゼーション（呼吸法）が，音声ガイド入り音楽CDで，小学校高学年からすぐできます。

トラウマ返し
―子どもが親に心の傷を返しに来るとき
小野修著　四六・184頁　1700円

ある日突然，親から受けた心の傷を返そうと子どもが親を激しく非難・攻撃するトラウマ返し。時には親の命を奪うことさえあるトラウマ返しの背景・対応の仕方などを実例に基づき詳述。

ゲーム感覚で学ぼう
コミュニケーションスキル
―小学生から
田中和代著　A5・97頁　1600円

指導者ハンドブック①　初対面同士でもすぐに親しくなれるゲームや，さわやかに自己主張することを学ぶアサーショントレーニングなど，簡単で効果的な31種類を紹介。

カウンセラーがやさしく教える
キレない子の育て方
田中和代著　四六・114頁　1200円

どなる，暴力をふるう，リストカットをする，引きこもる，物やお金を大切にしない，勉強がきらい……。キレる子どもが確実に変わる，今すぐできる親の対応の仕方をマンガで解説。

「まっ，いいか」と言える
子を育てよう
―協調性のある，柔軟な心の育て方
諏訪耕一著　四六・167頁　1600円

心の柔軟な子どもは，自分や人とうまく付き合え，社会にうまく適応できる大人になっていきます。子どもの心の成長段階に応じた，柔軟な心を育てる接し方を，事例を通して具体的に紹介。

発達が気になる子どもの保育
芸術教育研究所監修　両角美映著
B5・104頁　1900円

保育のプロはじめの一歩シリーズ③　「困った子」と思われてしまう子を保育者はどのように支援すればよいかを，実際の園生活の場面をふまえ，イラストを交えてわかりやすく紹介。

発達が気になる子への
かかわり方＆基礎知識
CD付　発達が気になる子も一緒にできるあそび歌
グループこんぺいと編著　A5・93頁　1800円

先輩が教える保育のヒント　保育に受け入れる際の心構えや安心して過ごせる環境のつくり方，登園から降園までの日常保育や行事でのかかわり方，保育者とのかかわり方などのノウハウ。

＊表示価格は本体価格です。別途消費税がかかります。

■ホームページでは，新刊案内など，小社刊行物の詳細な情報を提供しております。「総合目録」もダウンロードできます。http://www.reimei-shobo.com/

発達障害の子どもにも使える カラー版
小学生のためのSSTカード＋SSTの進め方
　　　　　　　　　　　　　　　田中和代著
　　　B5・50頁（カラー絵カード16枚付き）3600円

小学校生活の基本的な問題場面16ケースに絞ったSST用カラー絵カード16枚付きの実践ガイドブック。SSTが誰でもすぐに実践できます。「席できちんと授業を受けられない」他。

高機能自閉症・アスペルガー障害・ADHD・LDの子の
SSTの進め方
―特別支援教育のための
　　ソーシャルスキルトレーニング（SST）
田中和代・岩佐亜紀著　B5並製・151頁　2600円
　　　　　　　　　　　B5上製・151頁　3800円
　　＊上製本は絵カード（モノクロ）8枚付き

生活や学習に不適応を見せ、問題行動をとる子どもが、社会的に好ましい行動ができるようになり、生活しやすくなるように支援するSSTの実際をくわしく紹介します。
＊絵カードとしてすぐ使える40枚の絵と、それらを使ったSSTの仕方、ロールプレイの仕方を収録。ゲーム感覚でできる15のSSTも。

自閉症スペクトラムの子どもの
ソーシャルスキルを育てるゲームと遊び
　　　レイチェル・バレケット著　上田勢子訳
　　　　　　　　　　　B5・104頁　2200円

先生と保護者のためのガイドブック　社会の中で人と上手に付き合っていくためのスキルが楽しく身につけられます。絵は日本向けに差し替え。「ソーシャルスキル・チェックリスト」付き。

大学・高校のLD・AD／HD・高機能自閉症の
支援のためのヒント集
―あなたが明日からできること
　　　太田正己・小谷裕美編著　A5・180頁　2300円

普通科高校や大学での生活・学習・事務の窓口などで、発達障害のある生徒・学生が直面する困難なことを解決に導くための支援の実際をアドバイス。

自閉症への親の支援
―TEACCH入門
　　　E. ジョプラー編著　田川元康監訳
　　　　　　　　　A5・251頁　3000円

自閉症児・自閉症者との生活の中で生じる困難な事態に対処する、親とTEACCHスタッフ連携による創意に満ちた支援の実際を、事例を通してわかりやすく紹介。

自閉症児のコミュニケーション形成と
授業づくり・学級づくり
　　　　新井英靖・高橋浩平・小川英彦他編
　　　　　　　　B5・107頁　2200円

学習指導要領に基づく、自閉症児の人間関係づくりやコミュニケーション能力をのばす授業づくり・学級づくりの実践方法を、実例を通して詳述。こだわり、パニックへの対応法も紹介。

発達障害児のキャリア形成と
授業づくり・学級づくり
　　　　湯浅恭正・吉田茂孝・新井英靖他編
　　　　　　　　B5・101頁　2200円

学習指導要領に基づく、キャリア形成に必要な「人間関係形成能力」「意思決定能力」などを身につけるための授業づくり・学級づくりの理論と実践、自分づくりのための進路指導など。

発達障害児の感情コントロール力を育てる
授業づくりとキャリア教育
　　　　　新井英靖・三村和子他編著
　　　　　　　　A5・167頁　2200円

発達障害児が他者とのやりとりの中で社会性を身につけ、感情をコントロールする力を育てるための授業づくりとキャリア教育の実践方法。SSTでは対処できない課題に応える。

＊表示価格は本体価格です。別途消費税がかかります。